下肢静脈瘤は自分で防ぐ！こうして治す！

KASHI JOMYAKURYU

佐藤達朗
Tatsuro Sato

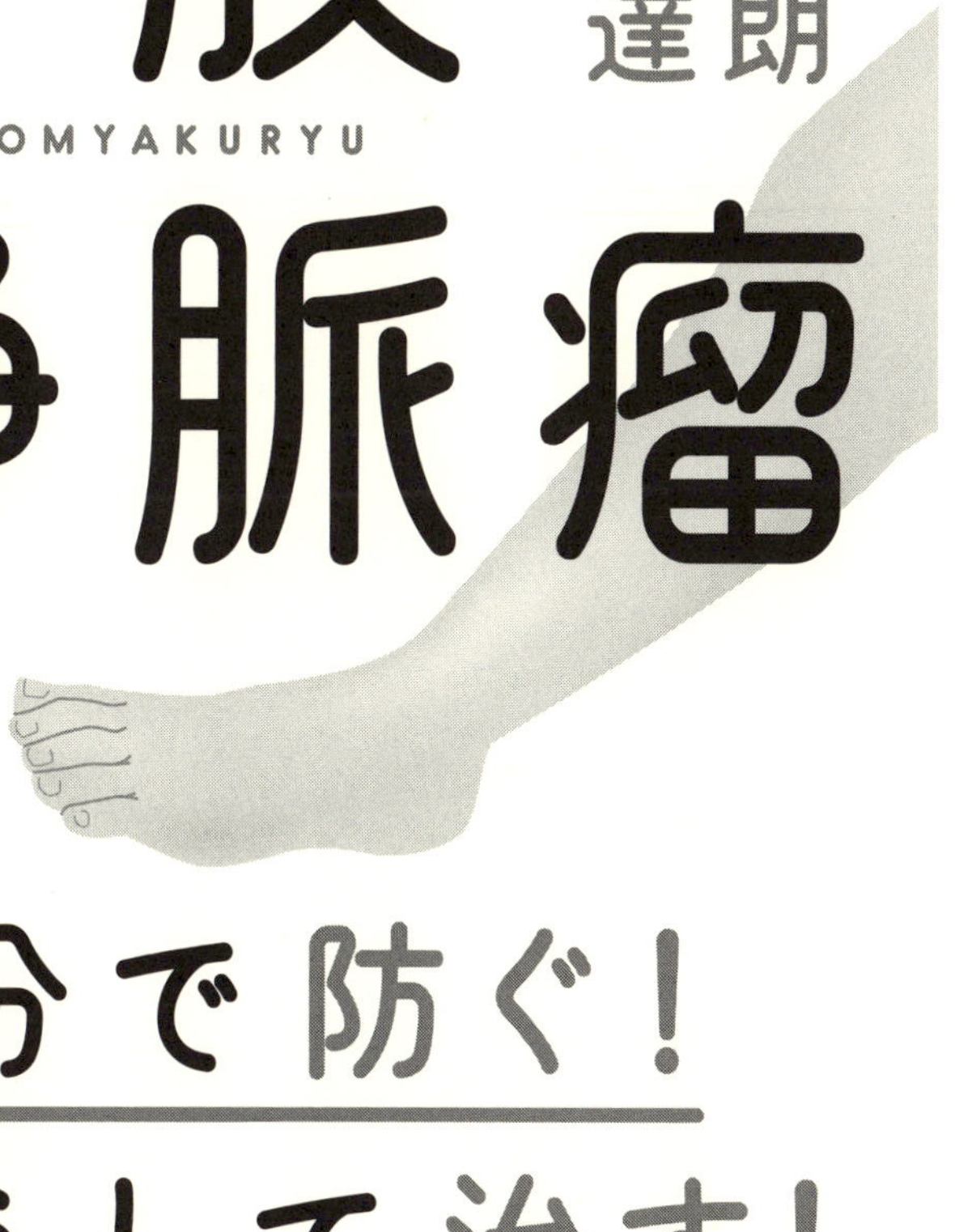

PHP

はじめに——下肢静脈瘤は静脈の病気です

それでは、「下《か》肢《し》静《じょう》脈《みゃく》瘤《りゅう》」についてお話ししていくことにしましょう。

下肢静脈瘤という名前を聞いたことはあっても、詳しくはわからないという人が多いのではないでしょうか。実際、その症状や状態にはいろいろなケースがあり、場合によっては見た目にはわからないこともあります。

そこで、下肢静脈瘤とはいったいどういうものなのか、具体的なケースを挙げながら説明するとともに、どういうことが原因で起こるのかを、細かくお伝えしようと考えました。そのうえで、日頃の生活でできる予防法やケアをご紹介しましょう。

まず、知っておいてほしいのは、下肢静脈瘤とは静脈の病気であること。静脈になんらかのトラブルがあり、起こることなのです。

「静脈」といわれると、なんだかわかりにくいかもしれませんが、血管には静脈のほかに「動脈」があるのをご存じだと思います。

動脈が事故などで切断してしまった場合、すぐに処置をしないと出血多量で死んでしまいます。また、加齢やコレステロールの摂りすぎで血管の壁が石のようになり、血管内腔《ないくう》が細くなる「動脈硬化」や、動脈が閉塞してしまうことで引き起こされる「脳梗塞《のうこうそく》」や「心筋梗塞《しんきんこうそく》」といった病気があります。いずれも死に至るリスクを抱えています。

そのような点からも動脈は医学の世界でこれまでにいろいろと研究され、大まかにそのメカニズムも判明しています。さまざまな治療法や予防法も開発されています。

そんな動脈に比べると、静脈は「あまり悪さをしない血管」と、いわれてきました。静脈は血管が切れたとしても自然に再生する力を持っているし、血管に瘤《こぶ》のような塊ができても、動脈のように破裂することは滅多にありません。

静脈に関しては死に至る大病となることが稀《まれ》とされ、たいして重要視されることもなく、熱心に研究されることもありませんでした。そのため、静脈のしくみや働きについて、あまりわかっていないのが実情です。

ところが近年、静脈のトラブルが深刻な問題を引き起こすことがわかってきました。

たとえば、「エコノミークラス症候群」です。

飛行機の狭いイスに長時間座っていて起こりやすくなることから、こうした名称で呼ばれていますが、大地震などの災害時に避難先で被災者の身にも起こることがテレビや新聞のニュースでも取り上げられました。

イスに座ったままや、クルマの車内などで寝泊まりをして長時間同じ姿勢でいたり、あまり歩かなかったり、トイレに行く回数を減らすために水分摂取量を控えたりすることで起こる脱水症状などが原因となり、足の静脈に「血栓」という血の塊ができます。その血栓がなにかの拍子に肺まで流れ、肺の血管を詰まらせることを「肺塞栓症《はいそくせんしょう》」といい、呼吸困難や失神を引き起こします。

大きな肺梗塞はショックを引き起こし、一時的に心停止となり、心臓が止まってしまいます。多くはその際に脳梗塞や心筋梗塞を伴います。

静脈の病気といえどもあなどれず、動脈同様、ことによっては重篤な状態になりかねないのです。

私は、血管外科医として20年以上にわたって静脈瘤の治療にあたり、静脈の研究を進めてきました。２００８年に京都でクリニックを開いてからは、診察した症例も１万２０００件を超し、多くの患者と接するうちに、ようやく下肢静脈瘤が起こる本当の理由がつかめてきました。そして同時に、長い間ナゾとされてきた静脈の正体も、徐々にわかりはじめてきました。

そのような結果、判明したのが、「静脈はカラダの重大な異変をいち早く感知してシグナルを送ってくれる大切な器官である」ということです。静脈で起こったトラブルは、大病の前兆ととらえることができるのです。

下肢静脈瘤は、いわば下肢＝足に瘤ができる静脈の病気なのですが、足に起きた異変がやがてカラダ全体にも影響を及ぼすかもしれないという合図を、私たちに送っているのです。放っておけば、エコノミークラス症候群といった重篤な病気の引き金にもなりかねない、怖い病気であるといえます。

その一方で、静脈自体のメカニズムやからくりがわかるにつれ、静脈瘤の適切な治療法が見え、静脈瘤に対する効果的なケアや予防法もわかってきました。

この本では、そうした私の研究をもとに、「下肢静脈瘤になりにくいカラダになる」知恵や工夫をお話ししようと考えています。

カラダを下肢静脈瘤になりにくくするということは、静脈をつねに健康な状態に保つということ。それはすなわち、健康で元気なカラダづくりをするということでもあるのです。

佐藤達朗

下肢静脈瘤は自分で防ぐ！　こうして治す！　もくじ

第3章 下肢静脈瘤はどのようにしてできるの？

第4章　下肢静脈瘤の本当の元凶を発見しました！

第5章　下肢静脈瘤になりにくいカラダづくり

装幀　小口翔平＋喜來詩織（ｔｏｂｕｆｕｎｅ）
装画　小林弥生
本文イラスト　小林弥生
編集協力　佐藤俊郎
本文組版　朝日メディアインターナショナル株式会社

第１章

まず、あなたの静脈の健康度を診断してみましょう！

静脈の健康チェック

気がつかないうちに下肢静脈瘤になっているかもしれない

「静脈の健康診断」をしたことがありますか？

下肢静脈瘤《かしじょうみゃくりゅう》の話をする前に、自分のカラダをまずは確認しておきましょう。静脈をいろいろとチェックしてみると、今のあなたのカラダがどんな調子なのかが見えてきます。

というのも下肢静脈瘤は、静脈がなにかしらのトラブルを抱えていたり、なにかの病気だったりすると、かかりやすくなる病気だからです。自分自身の自覚がなくても密かになっている場合もありますし、知らず知らずのうちに進行しているときもある。そんなとき、「静脈の健康度」がひとつの目安となってくれます。

また、静脈自体があまり健康な状態でないと、静脈瘤以外の病気をわずらうきっかけになることもあり、場合によっては命に関わる重篤な状況にもなりかねません。静脈の健康度は、いわばそうした大病を知らせるシグナルともいえます。

ですから、自分の静脈の状態をいつもきちんと知っておくことが、カラダの具合や調子を知るうえで大切なことなのです。

もし、静脈のトラブルなどが早期にわかり迅速に対策ができれば、下肢静脈瘤になることはありません。大病につながることもなく、健康的なカラダづくりへとつながっていくことでしょう。

普段の習慣や行動から静脈の健康度がチェックできる

毎日の暮らしからカンタンに静脈の健康度が確認できる「チェックリスト」をつくりましたので、早速チェックをしていきましょう。

普段の生活習慣や食生活、仕事、行動パターンなどから、自分がすでに下肢静脈瘤になっている可能性があるのか、そもそもなりやすい体質なのかが、このチェックリストでわかります。

●●● 静脈の健康チェック ●●●

質問の内容に当てはまる記号を入れましょう。
答え：○＝YES、✕＝NO、どちらでもない＝△

Q	質問	答え
1	足がよくむくむ	
2	足がだるくなることがある	
3	足先が冷える	
4	家ではほとんどイスの生活を送っている	
5	眠るときも靴下を履いている	
6	冬は電気コタツやホットカーペットを使っている	
7	冬、眠るときは電気毛布や湯たんぽを使っている	
8	普段からお茶やコーヒーをよく飲む	
9	お酒を頻繁に飲む	
10	あまり水を飲まない	
11	塩分の摂りすぎをあまり気にしない	
12	どちらかというと野菜が嫌いである	
13	ファストフードを食べることが多い	
14	スナック菓子をつい食べてしまう	
15	夕食の時間が遅い	
16	日頃からクルマに乗ることが多い	
17	近所の買い物でも自転車を使う	
18	飛行機に乗る機会が多い	

19	あまり歩かない方だ	
20	あまり運動をしない方だ	
21	タバコを吸っている	
22	疲れると、足湯をよくする	
23	足のマッサージをよくする	
24	甲の部分が開いた靴をよく履いている	
25	夕方になるといつも靴がきつく感じる	
26	仕事はデスクワークが多い	
27	立ち仕事である	
28	職種は飲食業、美容・理容業、教師である	
29	暑くなると体調がわるくなる	
30	便秘がちである	
31	月経が不順である	
32	閉経が近づいている	
33	今までに、婦人科の手術を受けたことがある	
34	高血圧、ぜんそく、ピル、ホルモン剤などのクスリを普段から飲んでいる	
35	今までに、大きなケガをしたことがある	
36	今までに、事故や病気・ケガで長時間動けなかったことがある	
37	今までに、大きな手術を受けたことがある	
38	最近、ストレスが増えた	
39	夜はあまり熟睡できない	
40	夜間、トイレによく行く	

結果は次のページから！

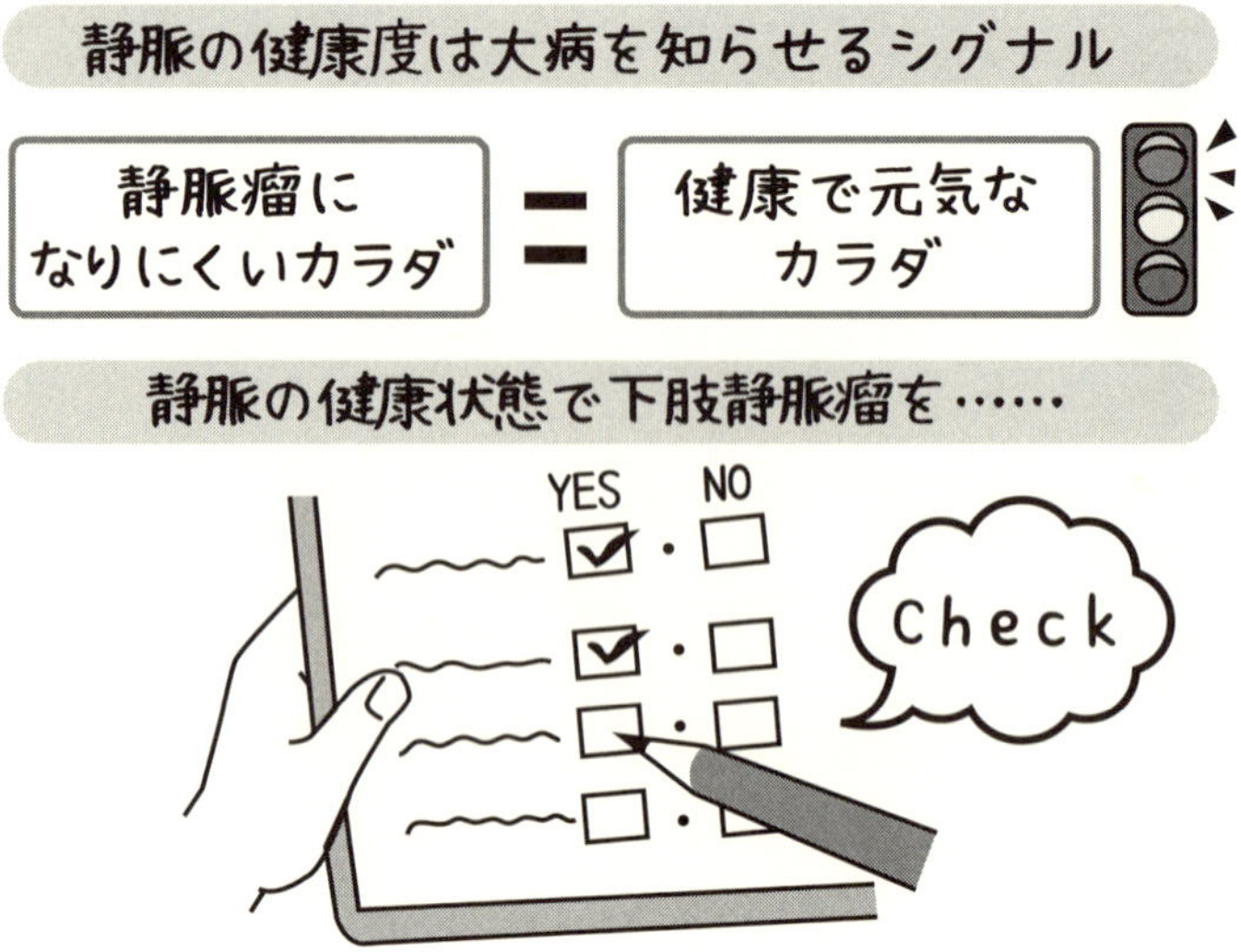

40の質問のうち、「〇」と答えた項目が20個以上あれば、あなたの静脈の健康状態はあまりよくないと思われます。静脈でいくつかのトラブルが発生している可能性も高く、すでに下肢静脈瘤であることも考えられます。一度、お近くの専門医に診てもらった方がよいでしょう。

「〇」が10個以上ある場合も要注意です。現在、静脈に大きなトラブルを抱えていなくとも、将来的にはトラブルになりやすい環境にいるか、トラブルになりがちな生活を送っていることが考えられます。当然、下肢静脈瘤にもなりやすい予備軍といえます。食生活や暮らし方などを今のうちに見直す必要があると思います。

「〇」が6～9個の人も油断をせず、注意をしてください。

逆に、「〇」が5個以下にとどまった人は、静脈の健康度が比較的よい状態にあります。下肢静脈瘤にはなりにくいカラダともいえますが、下肢静脈瘤は生まれつきの遺伝的な素因からなる場合もあるので、現状の生活を続けながら、定期的な検診を受けていくことをおススメします。

普段の暮らしでできる静脈のケアと予防

なにか兆候があれば、早期にケアすることが大切です

まず、Q1「足がよくむくむ」Q2「足がだるくなることがある」Q3「足先が冷える」などを感じたら、静脈になんらかのトラブルが起こっていると考えられます。

足がむくんでいるかどうか、なかなか自覚しにくいこともありますが、そんなときは、すねの少し内側にある骨の上を親指で強めに押してみてください。指を離しても、へこんだ部分がすぐに戻らないようなら、足がむくんでいる証拠です。

また、Q25「夕方になるといつも靴がきつく感じる」ようなら、むくみを疑ってもいいでしょう。

さらに、「どうも足がだるくてしょうがない」「夜寝ていて、足が冷える」といったことが最近よく感じられるようなら、静脈の状態はあまりよくないように思われます。下肢静脈瘤になる前ぶれともいえますし、ひょっとするとすでに下肢静脈瘤になっているかもしれません。

なぜ、むくみやだるさ、冷えが下肢静脈瘤につながっているかは、後の章で詳しく説明しますが、普段の暮らし、食事や仕事、家の中での行動や外での活動などでどうやら静脈によくないことをしているようです。

こうした場合、これまでの暮らし方を見直し、ちょっとした気を配るだけでも静脈のケアになっていきます。

先ほどの「静脈の健康チェック」で「○」と答えた項目が、できるだけ「×」にな

イスに座る姿勢は、足に血液がたまる

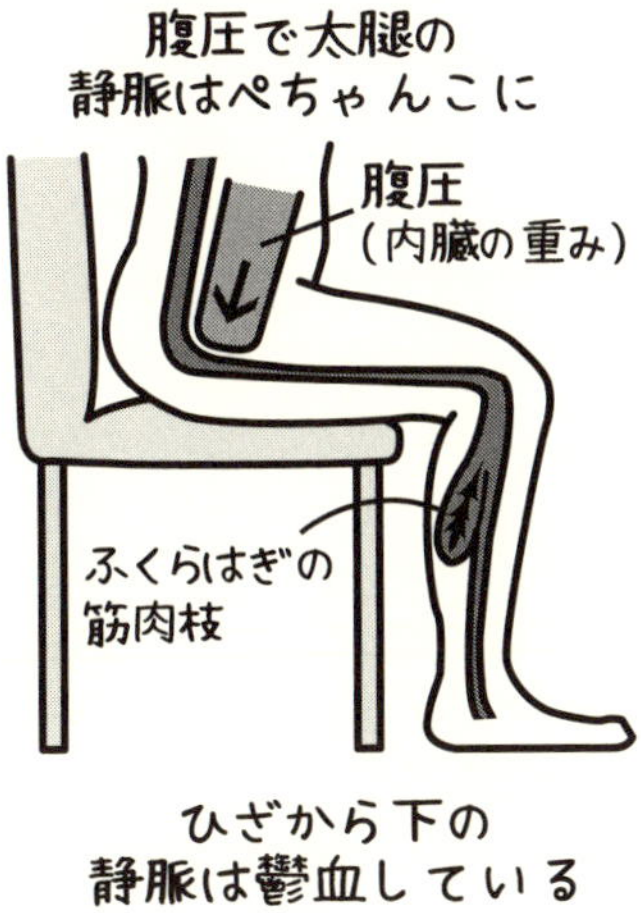

下肢静脈瘤へとつづく道

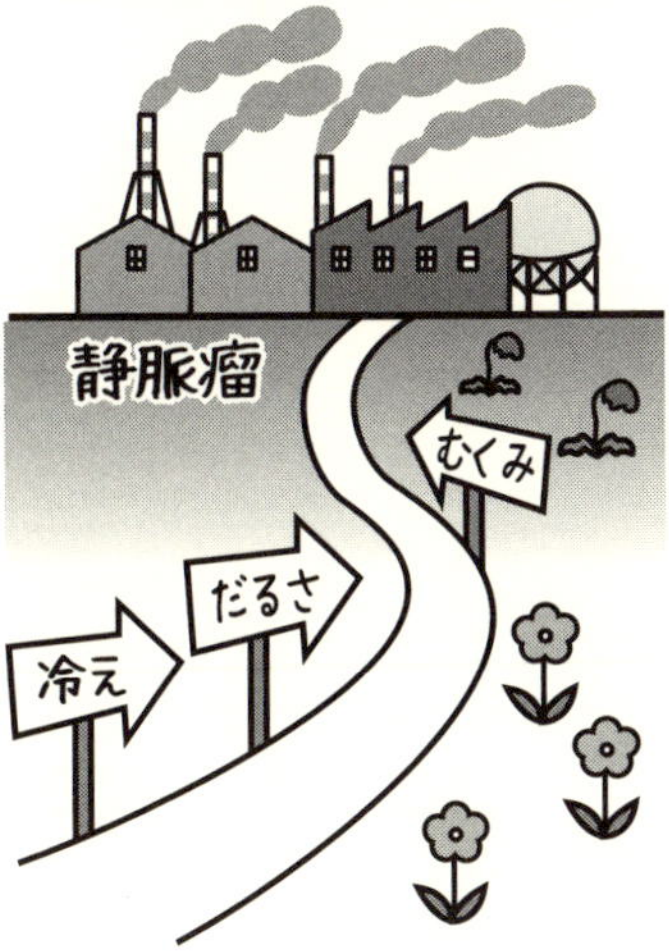

るように心がけることが、ケアの第一歩となるでしょう。

Ｑ４「家ではほとんどイスの生活を送っている」、Ｑ26「仕事はデスクワークが多い」のように、イスに座る姿勢を長く続ける状況は足の静脈に血液がたまりやすく、むくみやすく、静脈瘤になりやすい環境といえます（上図参照）。どうしても長時間イスに座らなければならない場合は、定期的に足首の運動をすることをおススメします。

ここでカンタンなエクササイズを紹介しましょう（Ｐ24参照）。

これだけでも十分なケアと予防になります。

日常生活のケアと予防

立ちっぱなしや座ったままなど、長時間同じ姿勢でいることが下肢の血流を悪くする原因のひとつです。
通勤時や仕事の休憩時間に簡単なエクササイズを
一日に数回、やってみてください。

足首のエクササイズ

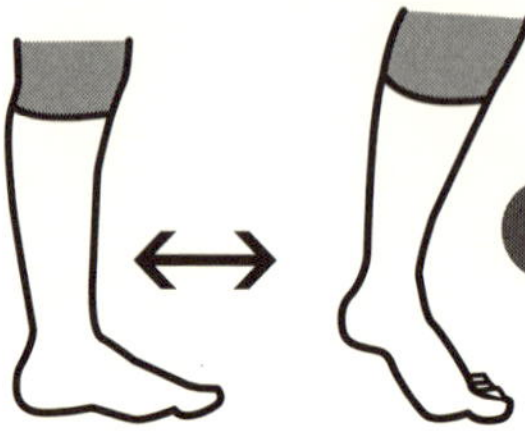

❶ 足を平行にして立ち、つま先立ちをする→かかとを着ける、の動作を繰り返します。

❷ イスに座った状態で、足首を曲げたり伸ばしたりします。

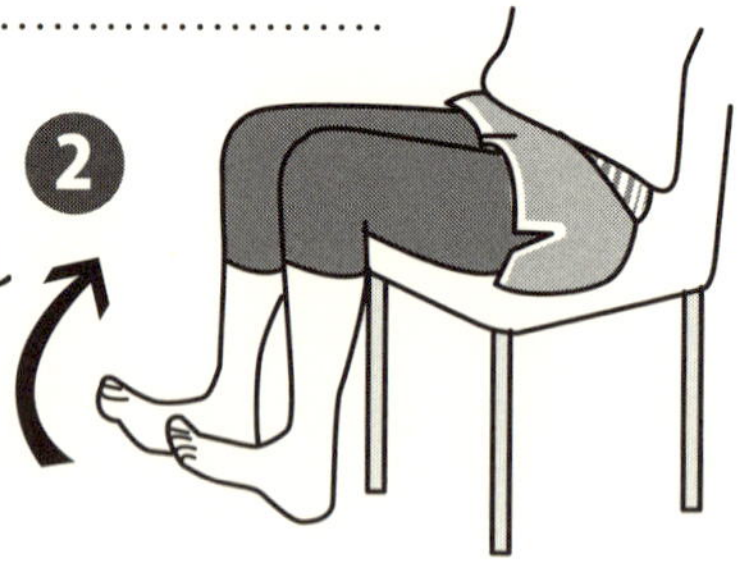

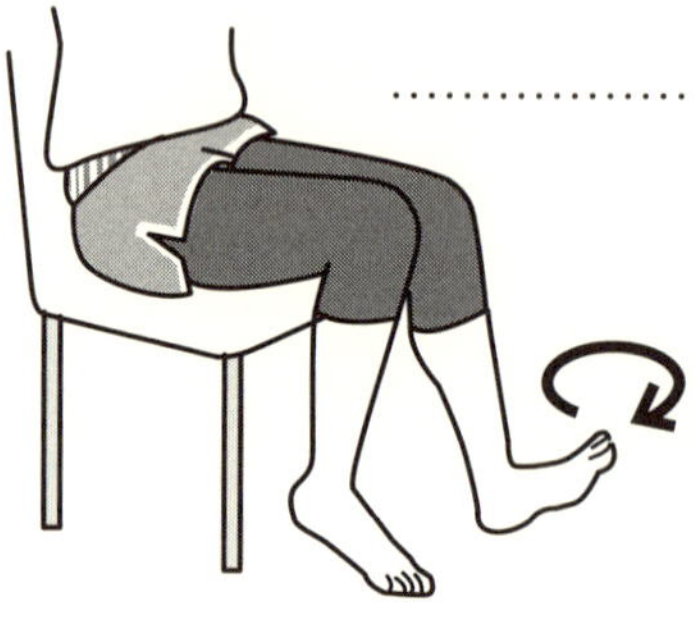

❸ 終わったら、片足ずつ足首を回転させます。

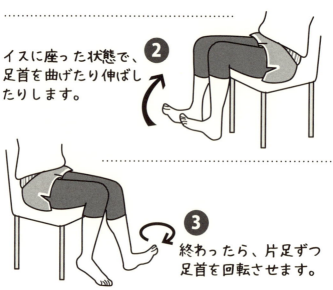

脱水になる飲み物

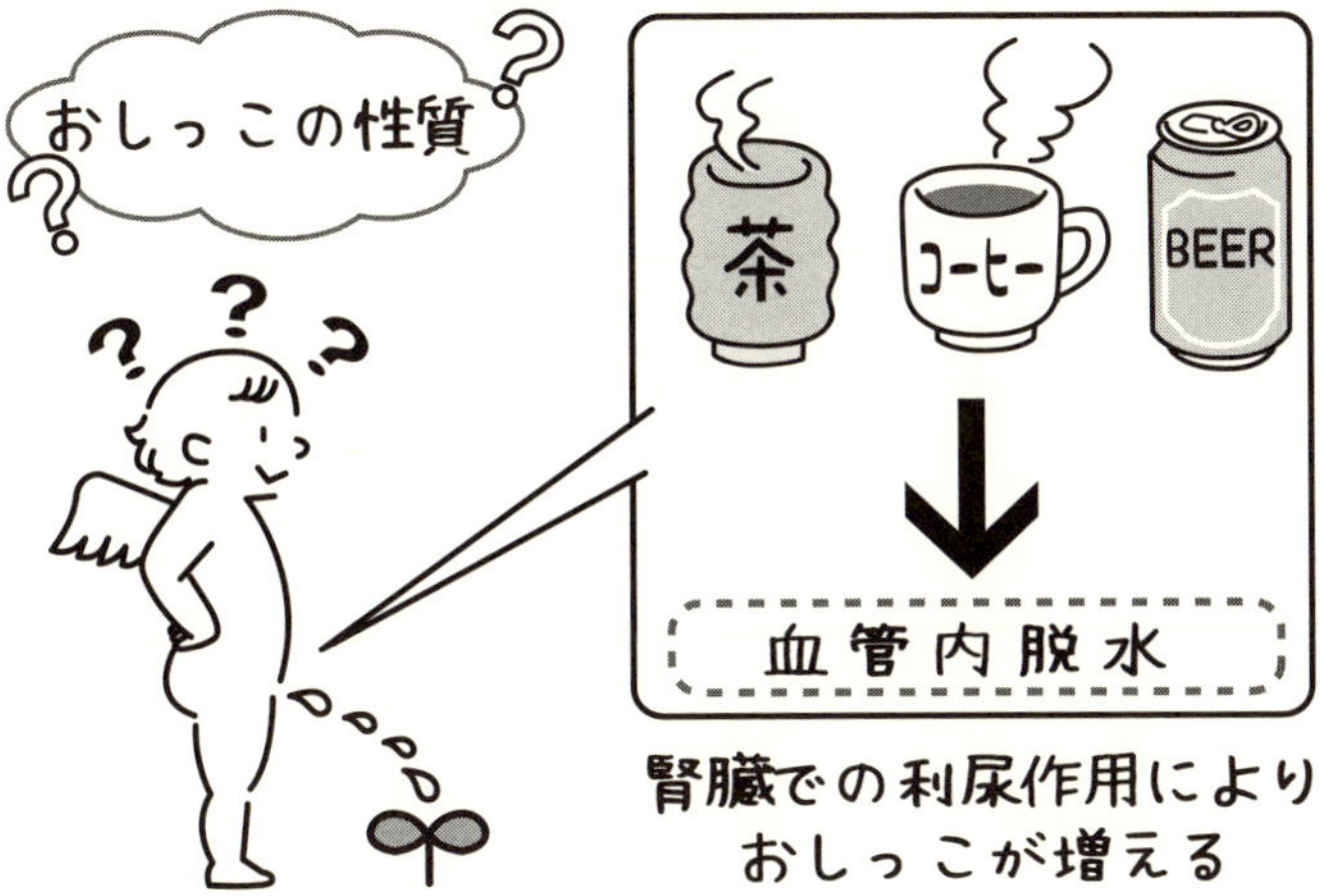

Q5「眠るときも靴下を履いている」、Q6「冬は電気コタツやホットカーペットを使っている」、Q7「冬、眠るときは電気毛布や湯たんぽを使っている」、Q22「疲れると、足湯をよくする」。この4つで「○」の人は、足先が知らず知らずのうちに冷えていることが考えられます。実は、意図的に足を温めてしまうと逆効果になることもあるので、注意が必要です。使用はできるだけ控えた方がよいでしょう。

Q8「普段からお茶やコーヒーをよく飲む」、Q9「お酒を頻繁に飲む」にあるように、お茶やコーヒー、酒類をよく飲むと腎臓での利尿作用が進み、おしっこが増えます。すると、血管の水分が減り「血管内脱水」を起こしやすくなります。この状態は静脈にわるく、むくみやすくなるほか、下肢静脈瘤にもなりやすくなります。すでにむくみなどの兆候がある人は、飲む量や回数を控えめにしましょう。

Q10「あまり水を飲まない」。これもよくありません。お茶やコーヒー、酒類と違って、水は血管内にとどまりやすく、水をたくさん飲むことで循環する血液量が増えていきます。これはむくみを解消する働きがあり、逆にあまり水を飲まずにいると、むくんだ状態が続くことになるのです。

ちなみに、水をたくさん飲んだときに出るおしっこと、お茶やコーヒー、酒類を飲みすぎて出るおしっこは、同じおしっこでも性質が違っています。なぜ違うのかは、後の章で触れていきたいと思います。

Q11「塩分の摂りすぎをあまり気にしない」、Q12「どちらかというと野菜が嫌いである」、Q13「ファストフードを食べることが多い」、Q14「スナック菓子をつい食べてしまう」、Q30「便秘がちである」。この5つは一般的に考えてもカラダによいとはいえず、肥満や脂質異常になりやすい食生活を送っているといえます。

そしてご多分に洩れず、下肢静脈瘤の素因を増やすことにもつながります。健康なカラダを維持していくには、油分や塩気の多い食事を控えるなど、食生活を見直す必要があります。実は、肝臓に負担がかかると静脈瘤ができやすい状態になるのです。

また、Q15「夕食の時間が遅い」と、血糖値の高い状態で睡眠をとることになり、脂肪がつきやすくなります。さらに、むくみや静脈瘤を誘発します。少なくとも寝る3〜4時間前までに夕食を摂り、寝る前には食べない生活を心がけるべきです。

歩かない、運動不足も静脈瘤のリスクを高める

ふくらはぎを「第二の心臓」とたとえることがあります。

ふくらはぎには静脈の血流を押し上げる筋肉ポンプがあり、歩いたり、足を駆使するスポーツをしたりすると、ふくらはぎが活発に動き、静脈の流れがよくなります。静脈がスムーズに流れていると、足はむくみにくく、静脈瘤にもなりにくいのです。

なので、Q16「日頃からクルマに乗ることが多い」、Q19「あまり歩かない方だ」、Q20「あまり運動をしない方だ」が「○」だと、長時間イスに座っている状態と変わらず、静脈全体の流れがわるくなってむくみやすい体質になりがちです。

Q35「今までに、大きなケガをしたことがある」、Q36「今までに、事故や病気・ケガで長時間動けなかったことがある」、Q37「今までに、大きな手術を受けたことがある」に至っては、カラダ自体を動かすことができないので、むくみや静脈瘤を発症しやすくなります。

Q17「近所の買い物でも自転車を使う」はパッと見、カラダにわるいように思えませんが、ペダルをこぐという運動は腹筋と太ももを使うので肝心のふくらはぎを使っていません。できるだけ歩く機会を増やすことが、むくみや静脈瘤の予防になります。

Q18「飛行機に乗る機会が多い」ということは、気圧の低い状態で長時間イスに座ることが多いということです。実は気圧も足のむくみや静脈瘤と因果関係があり、気圧が低くなるとむくみやすくなっていきます。なので飛行機に乗った場合は、こまめに足首を動かすなどのエクササイズをするようにしましょう。

また、気圧とともに気温も関係します。Q29「暑くなると体調がわるくなる」という人は、すでに静脈に問題が発生しているかもしれません。専門医に診てもらい、調べることをおススメします。

Q23「足のマッサージをよくする」、Q24「甲の部分が開いた靴をよく履いている」に関しては、静脈のしくみを理解したうえでないとわかりにくい部分ですが、いずれも静脈瘤のリスクを高めることにつながります。このあたりも、後ほど詳しくお話しすることとします。

Q27「立ち仕事である」、Q28「職種は飲食業、美容・理容業、教師である」に関しては座ったままのデスクワークもよくありませんが、立った状態であまり歩いたりしないことも普段からふくらはぎをあまり動かしていない状況となり、むくみやすい傾向にあります。

飲食業だと、カウンター内に立ってそれほど動かない日本料理や寿司屋の人はむくみやすく、同じ飲食業でも厨房内を行ったり来たりするフレンチやイタリアン系の人は、結果的によく歩いているので、むくみにくいといわれています。

また女性は、Q31「月経が不順である」、Q32「閉経が近づいている」Q33「今までに、婦人科の手術を受けたことがある」などのホルモンバランスがわるくなる状態の際に、むくみやすくなることもわかっています。

そして、Q21「タバコを吸っている」、Q34「高血圧、ぜんそく、ピル、ホルモン剤などのクスリを普段から飲んでいる」など、血管を収縮させたり拡張させたりすることも静脈瘤を引き起こす原因となりがちです。できれば、タバコは吸わない、クスリは正しく使用することが望ましく思われます。

Q38「最近、ストレスが増えた」というようなストレスの多い生活も、静脈瘤のリスクが高くなります。

Q39「夜はあまり熟睡できない」が「○」の人、睡眠の状態も静脈瘤と関係がありますので要注意です。そして足がむくんでいると、Q40「夜間、トイレによく行く」ようになります。最近、トイレの回数が増えたという人は静脈瘤を疑ってもいいかもしれません。

では、自分の静脈の健康状態がだいたいわかったところで、下肢静脈瘤について具体的な話をしていくことにしましょう。

第２章

下肢静脈瘤って、
そもそもどういう病気？

静脈瘤の症状

美容と機能の2つの側面があります

では、下肢《かし》静脈瘤《じょうみゃくりゅう》の具体的な症状について話をしましょう。

ひと口に静脈瘤といっても、その症状は実にさまざま。人によって、パターンは大きく変わってきます。

症状自体は、美容面と機能面の２つの側面があります。

美容面というのは、足の皮膚に大きな変化が出てくるもので、一番わかりやすい例は字のごとく、瘤《こぶ》が足の表面にボコボコと現れるものです。最初は皮膚になにかできものができたのかと思ってしまいますが、血管が皮膚に浮き出て瘤のように盛り上がってしまうのです（左図右参照）。

ただ、こうした見た目の変化がなくても、内部が静脈瘤になっている「隠れ静脈

静脈瘤の症状

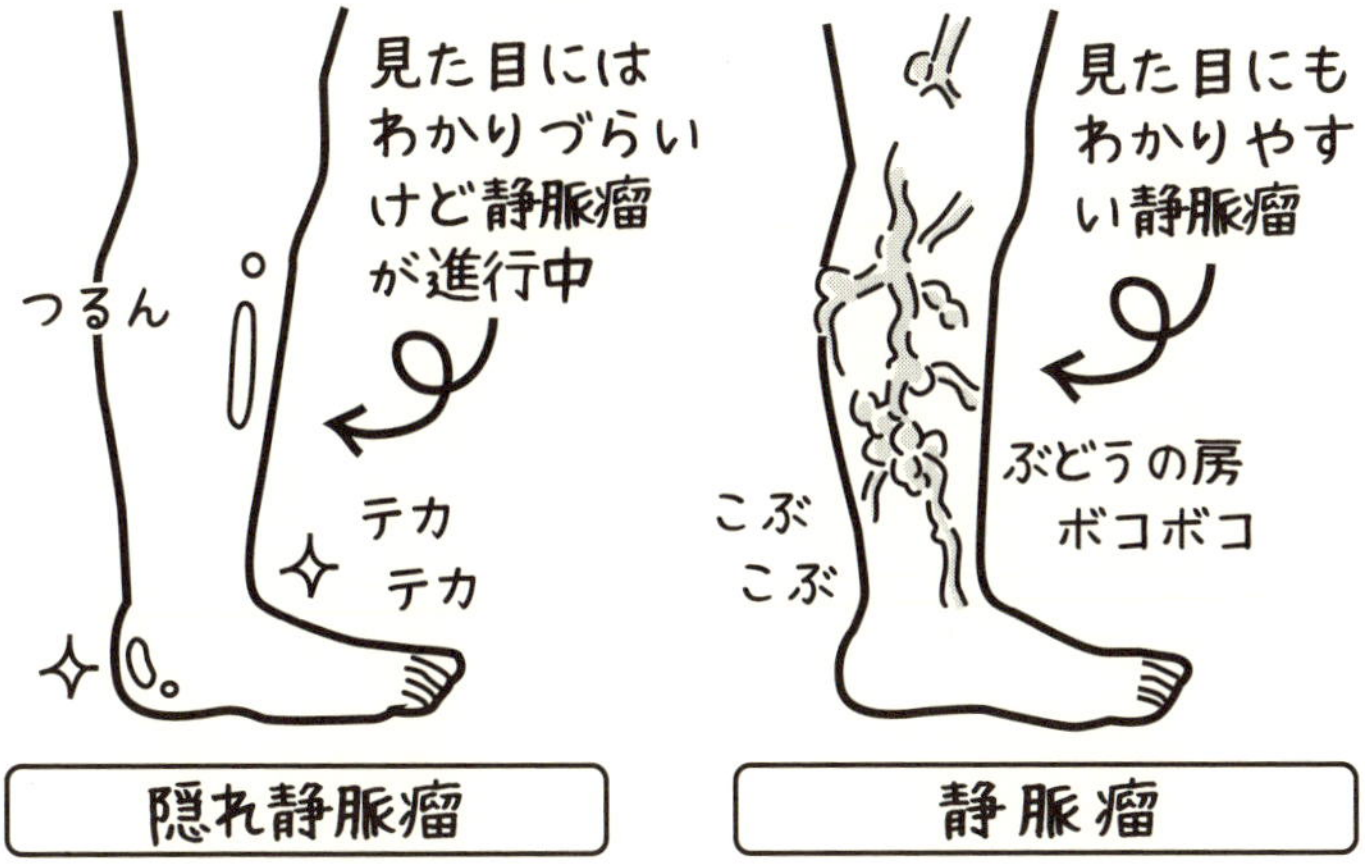

瘤」の場合もあります（上図左参照）。
カラダが元気なときはあまり気がつくこともなく、静脈瘤の症状もさほど進行することがないのですが、病気になって寝込んだり、ケガをして動けなくなったりと、カラダが不調になるとたんに症状が悪化していきます。
たとえば、ひざが痛くなってあまり歩かなくなると、静脈瘤が目立つようになってきます。
静脈瘤になると、湿疹《しっしん》が出たり、表皮の新陳代謝がわるくなるので皮膚が痒《かゆ》くなったりすることがあります。それをついつい掻《か》いてしまうことで肌の色が黒ずんでくる「色素沈着《しきそちんちゃく》」という症状が出やすくなります。また逆に、「脱色」する場合もあります。

さらに症状が悪化すると、皮膚の表面が硬くなる「硬化」が起き、場合によっては「潰瘍《かいよう》」といって皮膚に穴があいて骨まで見えるようになるケースもあります。

静脈瘤で足の組織が壊死したり、足を切断したりしなければならなくなることは滅多にありませんが、穴があくようになると患部から細菌感染の恐れもあるのでかなり怖い状態といえるでしょう。

こむら返りも静脈瘤が原因で起こる

一方、機能面の症状として、皮膚の表面に湿り気が多くなったり、反対に乾燥したり、または熱をもったり冷たくなったりします。足先がしびれることもあり、「神経痛」や「坐骨神経痛《ざこつしんけいつう》」を併発することもあります。

筋肉が萎縮すると筋肉は薄くなり、静脈内の血液が鬱血《うっけつ》すると風船状に膨らむこともあります。当クリニックに来院する患者では足首の関節が変形してきて、足の裏が扁平《へんぺい》になったという人も多く見られます。

また、運動中や睡眠中に足のふくらはぎがつったという経験はあるでしょう。ふくらはぎの筋肉が収縮したままの状態になって激しい痛みをともなう「こむら返り」を、寝ている間によく起こすなら静脈瘤が原因かもしれません。

脳には、古い記憶を司る「旧皮質」と、新しい記憶を司る「新皮質」があります。このどちらも眠った状態になるのが理想的な睡眠です。ところが、加齢やストレスなどが原因で睡眠の質が低下すると、新皮質は眠っても旧皮質が起きたままになります。夢を見ている状態がこのときです。

このときに、脳から「歩け」「動け」という指示が出ると、その命令が筋肉に伝わります。でも、実際は寝ているので、歩いたり動いたりするわけにはいきません。正常な状態なら、筋肉の過剰な収縮を防ぐために筋肉を弛緩《しかん》させる働きをする「ゴルジ腱器官《けんきかん》」という部分が運動を抑制してくれます。

ところが、静脈に静脈瘤や鬱血といったなにかしらの異常があると、ゴルジ腱器官が麻痺してしまい、作用しなくなります。すると、筋肉が急に収縮して痙攣《けいれん》を起こし、激しい痛みが起きる。いわゆる、こむら返りが起こるのです。

こむら返りが起きてしまったときの対処法は36ページをご参照ください。

こむら返りの対処法

●まずは収縮した筋肉をゆっくり伸ばします。そして、ひざを伸ばした状態でつま先をつかみ、胸の方に反らします。手が届かなければ、足の裏にタオルを引っかけて引っ張るとよいでしょう。

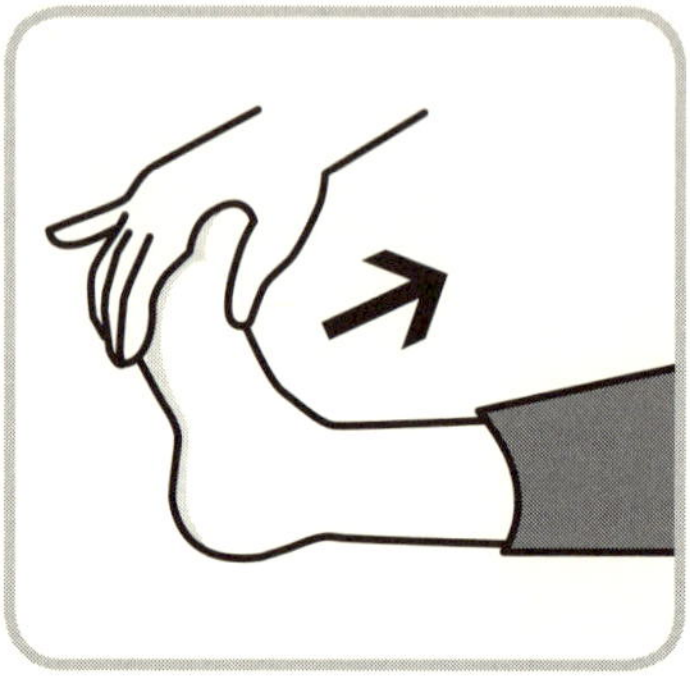

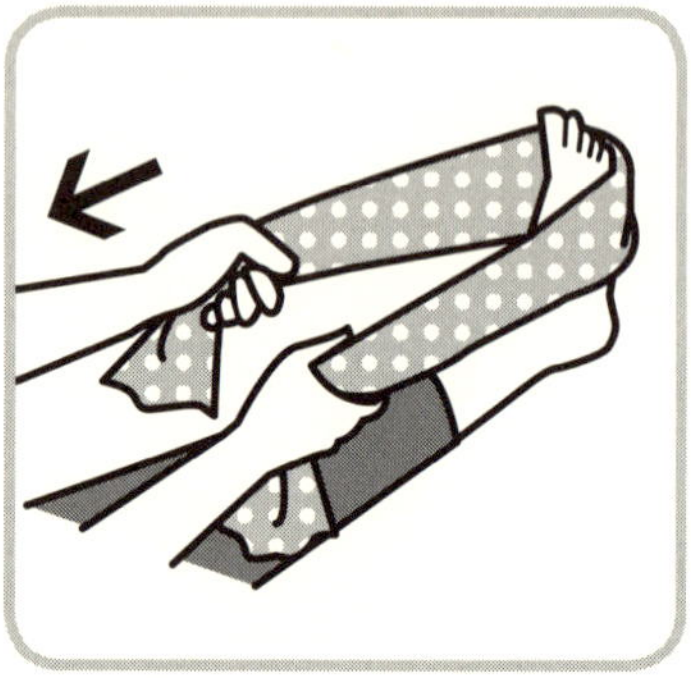

●痛みがおさまってきたら、少しでもよいので歩くようにしましょう。ここで動かしておかないと、２～３日痛みが残ることがあります。ふくらはぎのマッサージや温めるなど、硬くなった筋肉をほぐすのも効果的です。

いずれにしても、大切なのはゆっくり、優しくすることです。無理に引っ張ったり、強くもんだりするのは禁物です。

むくみとだるさがあったら、静脈瘤を疑え

静脈瘤になると全般的に疲れやすくもなります。もっともよく現れるのがむくみとだるさでしょう。むくみとだるさはすぐに慢性化するので、それが普通だと思っている人は大勢います。また、自分で自覚をしていない人も多いのです。ただ、静脈瘤の治療をして解消すると「こんなに楽になるのか」とたくさんの患者が驚きます。

なので、むくみやだるさを感じたら、静脈瘤の可能性を疑ってみてもいいでしょう。ある意味、むくみやだるさは「静脈瘤になるかもしれない」というシグナルだと思って、早めにケアをおこなっておけば、大事にならずにすみます。

なお、静脈瘤になると、足の静脈内に血の塊、「血栓」ができやすくなります。狭い飛行機のイスに長時間座っていたり、車内で足を曲げたまま寝ていたりすることで起こる「エコノミークラス症候群」は、この血栓によって肺の血管が閉塞し、呼吸困難や失神を引き起こす病気です。そしてこれは、死に至る危険性があります。

むくみやだるさを感じたらすぐにケアをするばかりでなく、早い段階で専門医に診

てもらって治療をすることもおススメします。

ただし、気をつけていただきたいのは、静脈瘤の美容面と機能面の症状は、おのおの別の原因から起こっている場合があります。その原因に応じた治療をしていかないと、かえって症状を悪化させ、逆効果に働いてしまうことがあります。原因に関しては、静脈瘤がつくられるメカニズムの説明で触れることにしましょう。

静脈瘤になりやすい属性と傾向

日本人の10人に1人が静脈瘤になっている？

医学会の報告によると、15歳以上の男女の4割、30歳以上では6割の人に静脈瘤が認められ、患者数は1000万人以上といわれています。これはまさに10人に1人の割合で静脈瘤になっていることを示しており、相当な数といえます。

2015年　来院患者　年代別割合

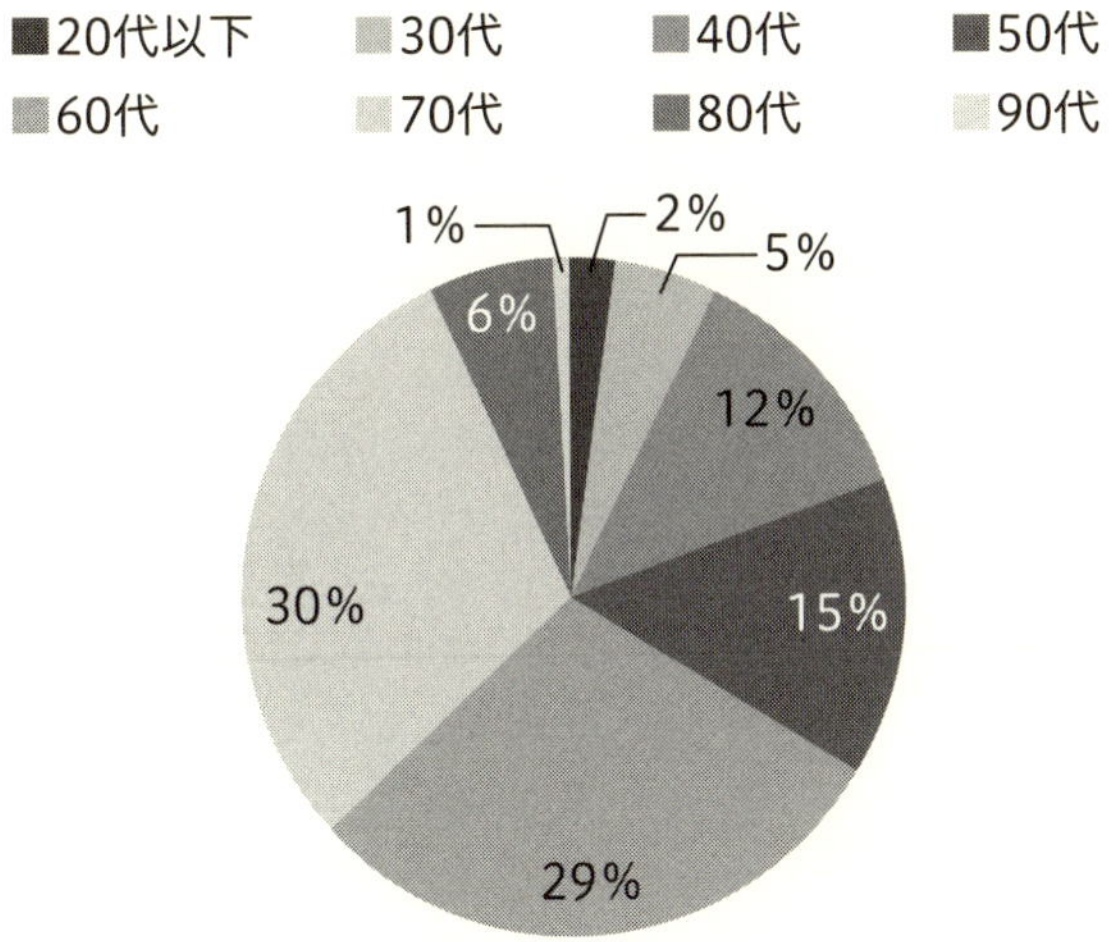

実際、私のクリニックに来院している患者からその傾向を見ていくことにしましょう（円グラフ参照）。

２０１５年の初診来院患者数は１２０２人でした。

その内訳は60代が29%、70代が30%と、この２つの世代でほぼ６割を占めます。また、40歳以上で全体の９割を超しています。この数字の傾向はほぼ毎年同じ推移なので、静脈瘤は「40歳」から、起こりやすくなることがわかります。

男女比は男性３０１人に対して女性は９０１人と1対３の比率。この割合も毎年変わっていないので、男性よりも「女性」の方が静脈瘤になりやすいようです。

女性は妊娠すると、静脈瘤のリスクが高まります。妊娠中に分泌される女性ホルモンの影響や、子宮が大きくなることで骨盤内の静脈が圧迫されて血液が心臓に戻りにくくなり、静脈瘤が誘発されるのです。

妊娠中の静脈瘤発症率は20代に比べ30代の方が、さらに出産回数が多い方が高くなります。ただし、妊娠時の静脈瘤のほとんどは授乳をやめると消失する傾向にあります。

さらに、女性が静脈瘤になりやすいのには理由があります。それは、更年期です。更年期になると筋力が衰えて足の血液がたまりやすく、性腺刺激ホルモンに卵巣があまり反応しなくなることで女性ホルモンが減少。代わりに肝臓から血管新生因子という静脈瘤の原因となる物質が出されるようになります（左図参照）。

また、生理中や生理不順など、ホルモンバランスが崩れる際も静脈瘤を発生しやすくなります。

こうした生理的な要因はありますが、来院者が男性よりも女性の方が多いのは、「見た目」もあるのでしょう。静脈瘤になると「スカートが履けなくなった」「水着が

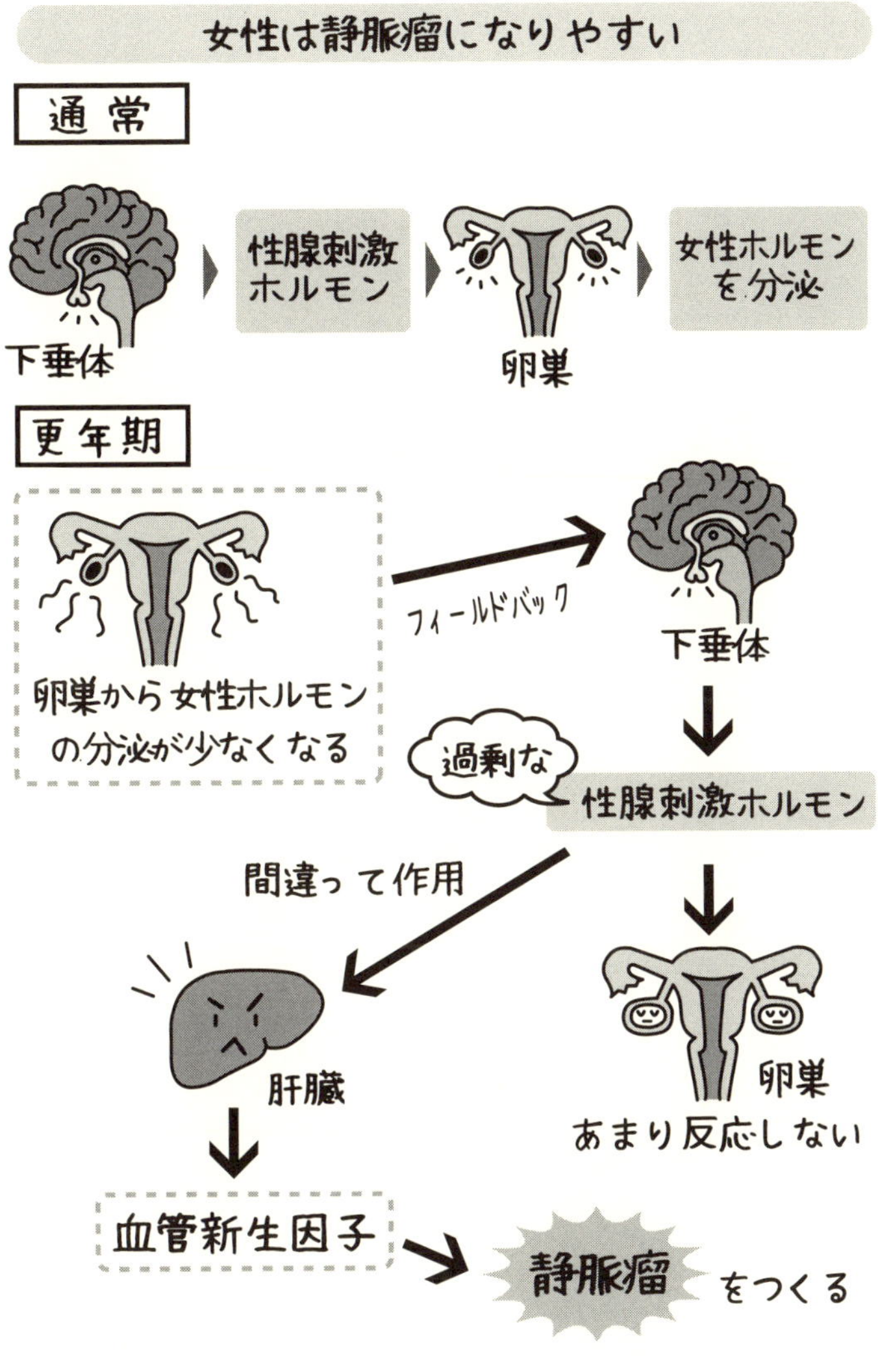
女性は静脈瘤になりやすい
通常
下垂体
性腺刺激ホルモン
卵巣
女性ホルモンを分泌
更年期
卵巣から女性ホルモンの分泌が少なくなる
フィールドバック
下垂体
過剰な
性腺刺激ホルモン
間違って作用
肝臓
卵巣
あまり反応しない
血管新生因子
静脈瘤
をつくる

着られない」という声もよく聞きます。男性の方が目立つことも少なく、そもそも瘤状になった足をあまり気にしないという人も多い。ただ、先にもお話ししたように、放っておくと大病につながることもあり、早い段階で治療をした方がよいでしょう。

暑さと肥満がさらにリスクを高めます

月別の初診来院者の動向を見ると、4月からぐっと増え、10月まで高い数字が続きます。43ページのグラフを見ると、「気温の上昇」とともに静脈瘤になりやすくなることがよくわかります。特に、夏は要注意シーズンといえるでしょう。

また、肥満も静脈瘤の要因のひとつといわれています。体重の増加そのものが直接の原因になるわけではありませんが、体重が増えると足に負担がかかります。脂肪も多くなってくるので、この脂肪が静脈の瘤化を促進させるのです。

そもそも、肥満の原因が運動不足であることも多く、筋力の低下によって静脈内の血液を押し上げる筋ポンプ機能が弱まっていることが考えられます。しかも、肥満だと血中のコレステロール値や中性脂肪値が高い傾向にあり、血行障害になりやすいの

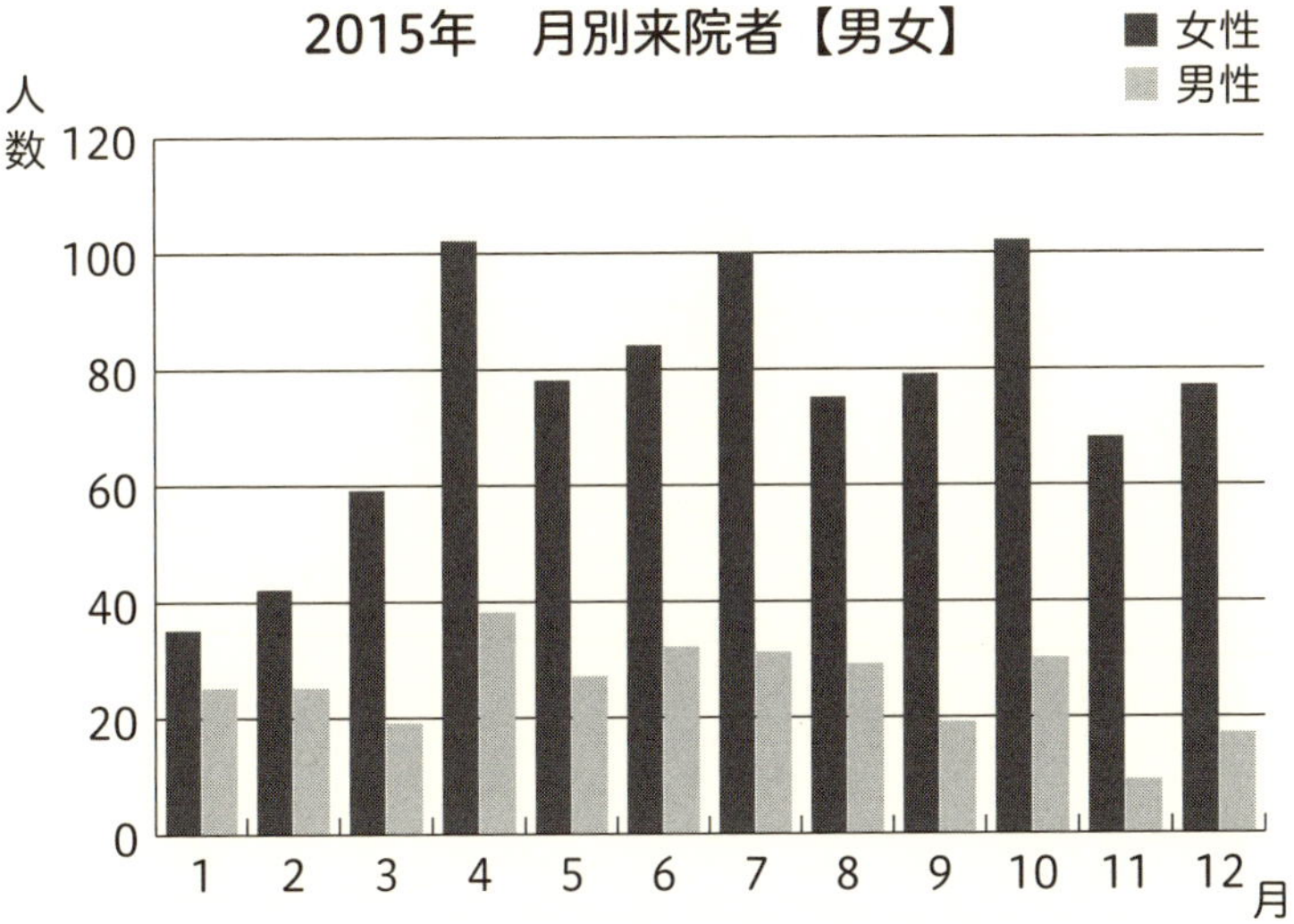

です。肥満でない人より静脈瘤を発症するリスクは高いといえるでしょう。

もっとも、肥満は生活習慣病の原因にもなるので、静脈瘤の予防のためだけに限らず、食生活の見直しや運動の習慣をつけるように生活改善を心がけるべきです。

このほか、販売業、美容・理容業などの立ち仕事や、1日中座っていることが多いデスクワークの人がなりやすい傾向にあります。過度なダイエットや脱水もリスクを高めます。家族に静脈瘤の人がいる場合は、「遺伝」も残念ながら危険因子といえます。

肥満の人は要注意！生活習慣を改善しましょう

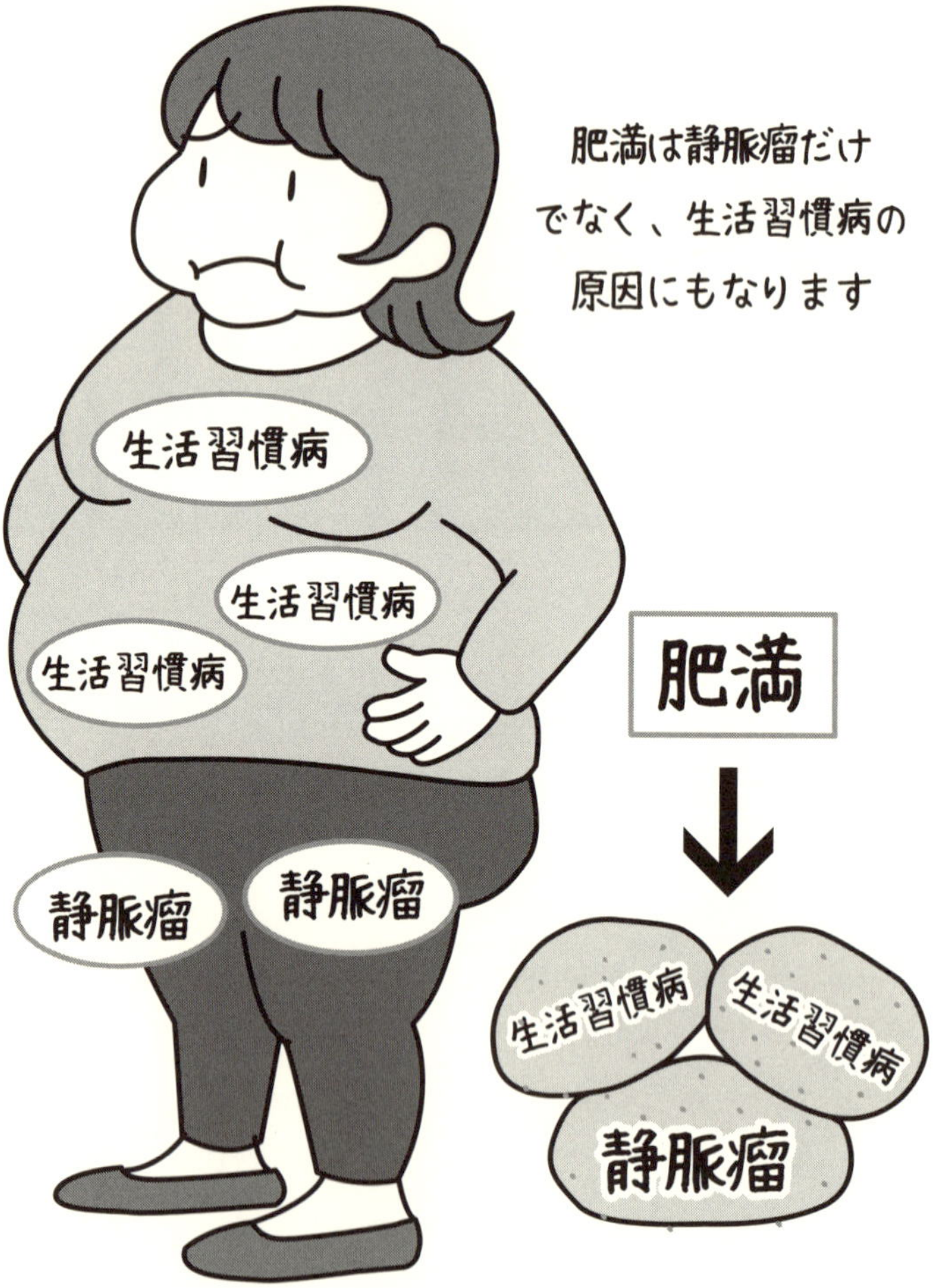

第３章

下肢静脈瘤は
どのようにしてできるの？

静脈の役割と働き

カラダの「きたない血液」をひたすら運ぶ

いよいよ静脈瘤《じょうみゃくりゅう》が生まれるメカニズムについて触れていきますが、静脈瘤を理解するうえで、静脈がカラダの中でいったいどんな役割を担い、いかなる働きをしているのかをしっかりと知る必要があります。

それにはまず、血液の循環について確認しておきましょう。

カラダの組織や細胞が活動するために必要な、新鮮な酸素や栄養分といったエネルギーを運んでいるのが「動脈」です。動脈は心臓のポンプによって全身にエネルギーを送る血管で、太い血管から無数の毛細血管に枝分かれしながら末端の組織や細胞など、隅々までエネルギーを届けます。動脈のおかげで、私たちは生きて、日々の活動をしているわけです。

血液循環のしくみ

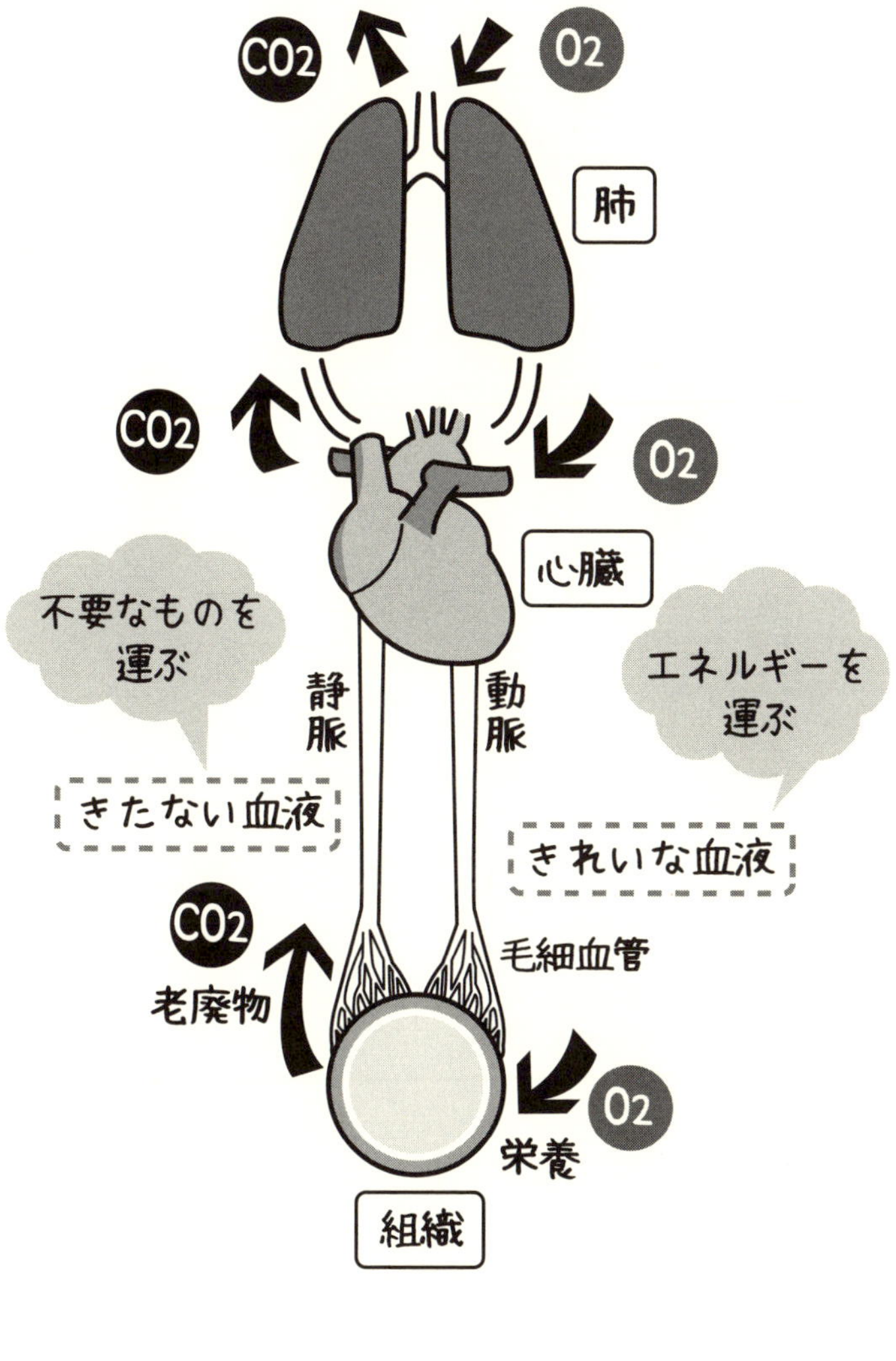

CO_2
O_2
肺
CO_2
O_2
心臓
不要なものを運ぶ
静脈
動脈
エネルギーを運ぶ
きたない血液
きれいな血液
CO_2
毛細血管
老廃物
O_2
栄養
組織

ですが、動脈だけでカラダの循環は成立しません。エネルギーをもらった組織や細胞は生命活動をすると、二酸化炭素や老廃物を発生させます。これをカラダの外に排出しなければたまる一方となるため、その不要なものを運ぶ役割をなす血管が静脈となります。

順路としては動脈の逆で、末端の組織や細胞につながる毛細血管から始まり、次第に太い血管となって、最後は心臓を通って肺に到着。ここで二酸化炭素を排出します。この静脈は新鮮な酸素を取り込んで心臓に戻り、また動脈となって循環していくのです。

動脈を「きれいな血液」、静脈を「きたない血液」という呼び方にすると、より役割がわかりやすくなるでしょう。きれいな血液がカラダ中を循環するうちに、きたなくなり、肺に戻ってまたきれいになる、という具合です（P47図参照）。

静脈と同じような働きをする「リンパ管」の存在

ところが、カラダの中のネットワークはそうシンプルではなく、意外に複雑で、実は静脈と同じような働きをしている別の管があるのです。それが「リンパ管」です。

血液というのは、白血球、赤血球、血小板の3つで構成される血球成分と、「血漿《けっしょう》」という液体成分からできています。

動脈や静脈の毛細血管には実は細かな穴があいており、きれいな血液やきたない血液が通過するたびにこの穴から血漿がしみ出てしまうのです。しみ出た血漿は血管の外に出たことで呼び名が変わります。このあたりも複雑なのですが、新たな呼び名が「リンパ液」です。

リンパ液には「白い血液」という別名があります。血液と聞くとすぐに思い浮かぶ「真っ赤な色」ではなく「無色透明」なのでそう呼ばれています。

このリンパ液を運ぶのがリンパ管です。リンパ管は血管とは別に分布して全身に張り巡らされています。胸の部分に至ると「胸管《きょうかん》」という名前に変わり、左の肩にある「左鎖骨下静脈《ひだりさこつしたじょうみゃく》」に集結。そこから最終的には心臓に戻るという道筋を辿《たど》ります（P51図参照）。

ちなみに、みなさんは肩こりで困っていませんか？　寝る前になると肩がバキバキ鳴るという人も結構いるはずです。こうした肩こりを引き起こしているのが、このリンパ液です。肩の筋肉である「僧帽筋《そうぼうきん》」にリンパ液がたまってしまうと肩こりが起こる。いわば、日頃からの憎き宿敵なのです。

ただし、リンパ液は私たちに迷惑をかけているだけのものではありません。カラダの中に侵入したウィルスや細菌を退治する、大切な免疫力を持っています。細いリンパ管が合流する部分に必ず、そら豆のような形に膨らんだ「リンパ節（リンパ腺）」というものをつくります。

脇の下やあごの下、それに耳の後ろなどを触ると、こりこりとしたものがあるかと思いますが、それがリンパ節です。

このリンパ節はとても重要な働きをしていて、カラダに侵入したウィルスや細菌が心臓や脳といったヒトの中枢部分に流れ込まないようにプロテクトしてくれるのです。風邪をひいたり、ケガをしたりしたときに、リンパ節がしこりのように腫れ上がることがありますが、外部の敵からカラダを守ろうと必死になってガードしてくれているのです。

リンパ液が循環するしくみ

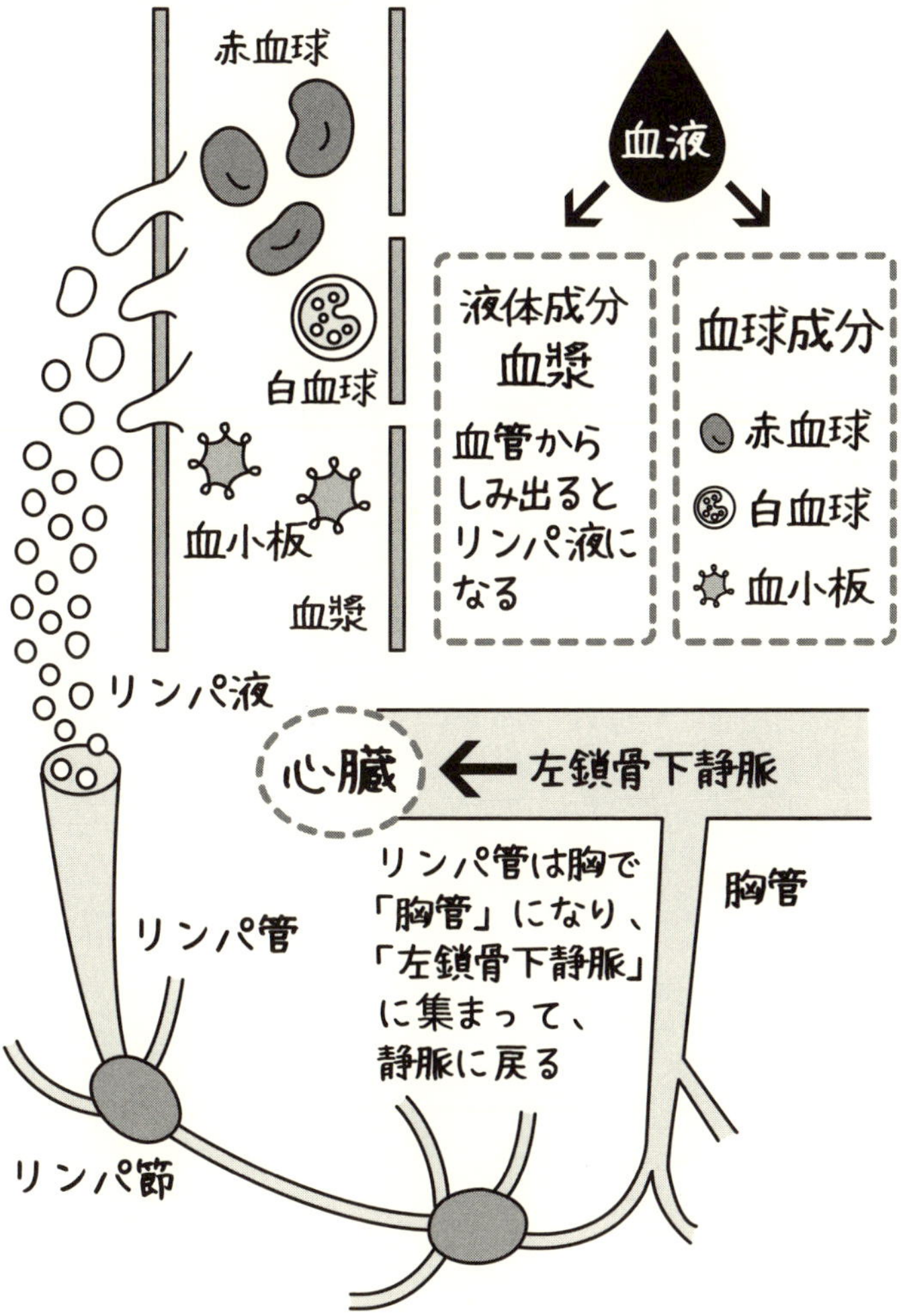

動脈に比べると影が薄く、ミステリアスな静脈

こうした血液の循環では、動脈も静脈も共になくてはならない重要な役割を担っていることがわかります。カラダの中を巡っている血管の数も動脈と静脈はほぼ同数といわれており、まさしく二分する器官なのです（左図一段目参照）。

それにもかかわらず、これまでは静脈の存在感があまりありませんでした。

血管の壁が厚く、心臓から随時送り出されることでゴムホースのように脈を打っている派手な動脈と比較すると、静脈は実に影が薄い。血管壁が薄く、脈を打つ拍動もなく、書いて字のごとく静かに流れる地味な存在です（左図二段目参照）。

動脈になにかトラブルが起きると大変です。加齢やコレステロールの摂りすぎで、血管壁にアテロームというおかゆのようなものがたまって一部が石のようになり、血管の内側が細くなる動脈硬化。それに、動脈が閉塞してしまうことで起こる脳梗塞《のうこうそく》や心筋梗塞《しんきんこうそく》と、動脈絡みはいずれもかなり危ない病気になるものばかりです（左図三段目参照）。

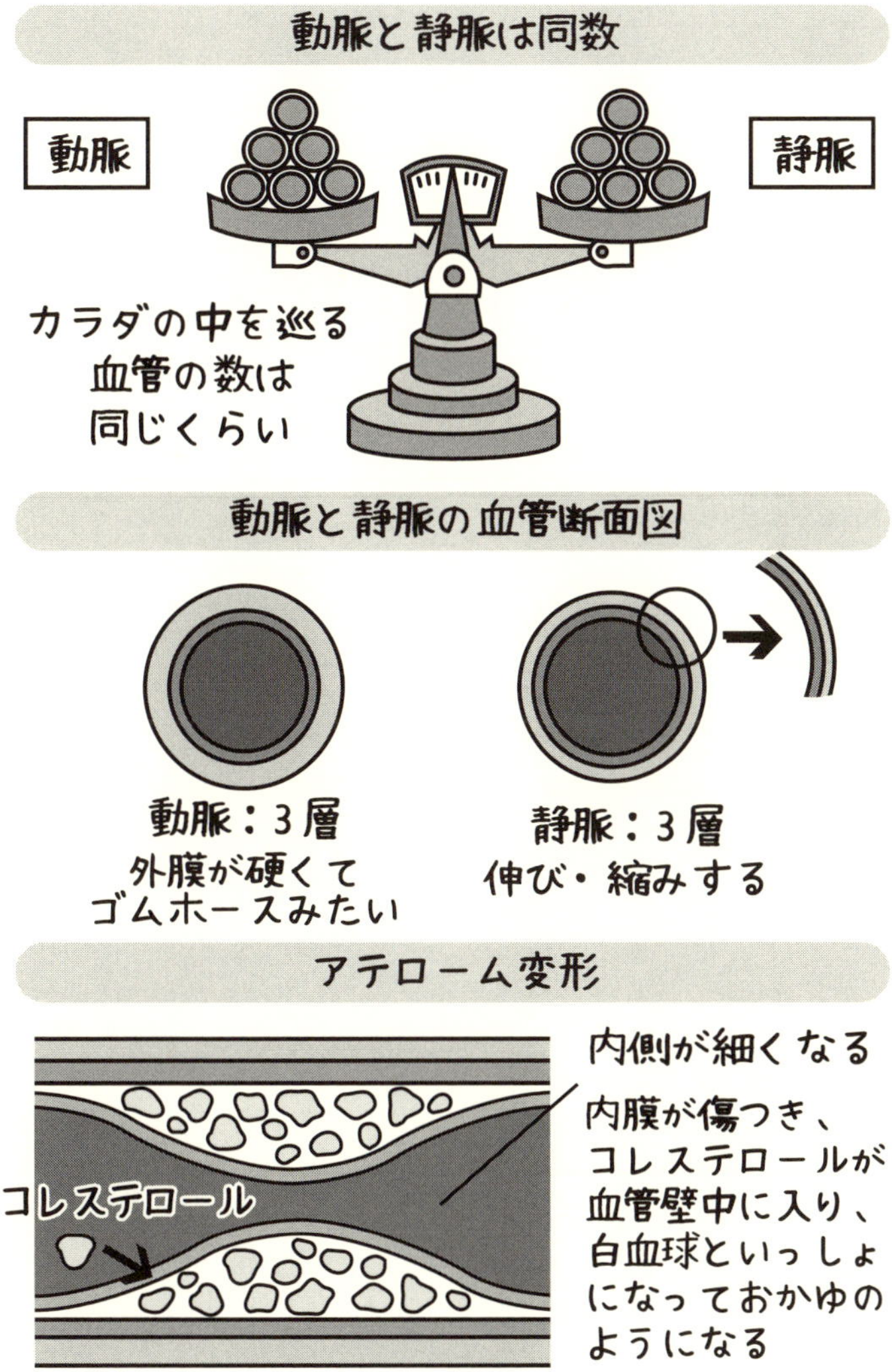
動脈と静脈は同数
動脈
静脈
カラダの中を巡る
血管の数は
同じくらい
動脈と静脈の血管断面図
動脈：3層
外膜が硬くて
ゴムホースみたい
静脈：3層
伸び・縮みする
アテローム変形
内側が細くなる
内膜が傷つき、
コレステロールが
血管壁中に入り、
白血球といっしょ
になっておかゆの
ようになる
コレステロール

そのため医師の間でも関心が高く、専門の研究者も多くいるため、長年にわたって研究されてきました。その結果、動脈のしくみもある程度わかるようになり、それにともなった治療やケア方法も、いろいろと対策が講じられています。

それに比べ静脈はあまり悪さをしない血管とこれまで考えられてきました。

確かに、静脈は事故などで切れた場合など、そのまま放っておいても別に流れる血管（バイパス）を自分でつくる、優れた再生力があります。動脈なら、動脈硬化や血管が瘤のように膨らむ動脈瘤で破裂する危険をはらんでいますが、静脈は静脈瘤になってもめったに破裂することはありません。

こうして悪さをしないことであまり関心が向けられず、おのずと熱心な研究がなされてこなかったのです。

そもそも静脈の英語名である「ｖｅｉｎ（ヴェイン）」は、同音異義語の「ｖａｉｎ（＝無駄な、無益な）」が由来とされる説すらあるほどです。

医療の他の分野がどんどん進歩し発展していく中、こうして置き去りにされた静脈について明らかとなっている情報は半世紀前とあまり変わっておらず、ある意味、メカニズムや実態は、いまだによくわかっていないのが実情です。いわば、ナゾめいた

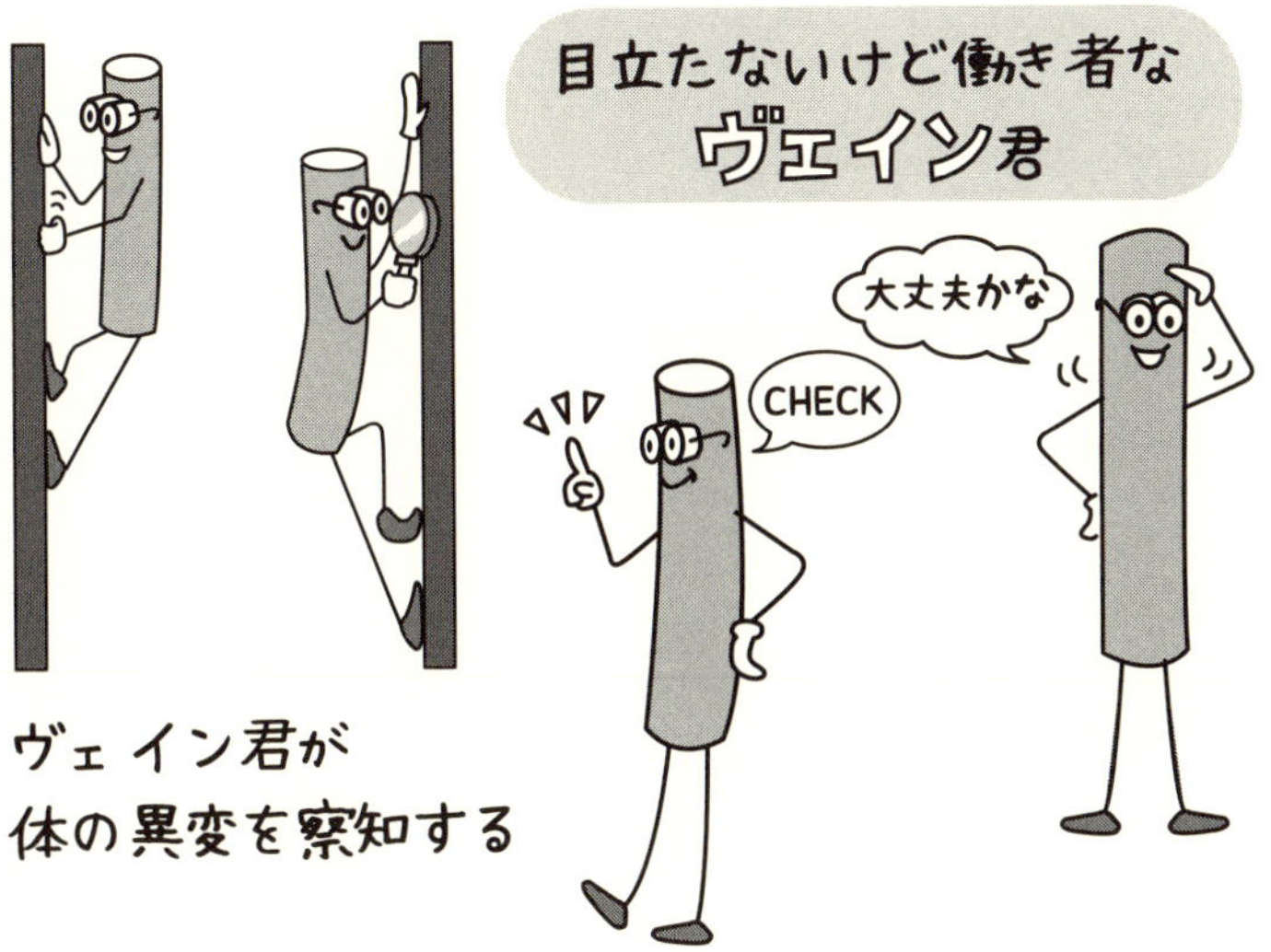

目立たないけど働き者な
ヴェイン君
大丈夫かな
CHECK
ヴェイン君が
体の異変を察知する

ミステリアスな存在になっているのです。

静脈はカラダの異変をいち早く教えてくれる

ところが、そんな静脈が決して「無駄な」ものではないことがわかってきました。

20年以上にわたって血管外科医として医療の現場で多くの患者に接し、1万2000件を超す下肢静脈瘤の治療にあたってきた私は、静脈の構造やしくみの「新たな事実」をつきとめたのです。そして、静脈で起こるトラブルがさまざまな病気の引き金になることも多くの症例からわかりはじめました。

カラダの異変をどこよりも先に感知し、それを私たちに知らせてくれるシグナル。それが静脈なのかもしれません。

「下肢静脈瘤が見つかった」というのは、とても重要なことではないでしょうか。カラダの異変を知らせる静脈の黄色信号が今まさに点滅しはじめ、ひょっとするともうすぐ赤に変わるかも、という重大な時期だと教えてくれているようにも思えます。

足の部分に流れる静脈の構造

1本の太い静脈とそこから枝分かれした2本の静脈

いよいよ下肢静脈瘤ができてしまう足の静脈について、詳しく説明していきましょう。

足の静脈の種類

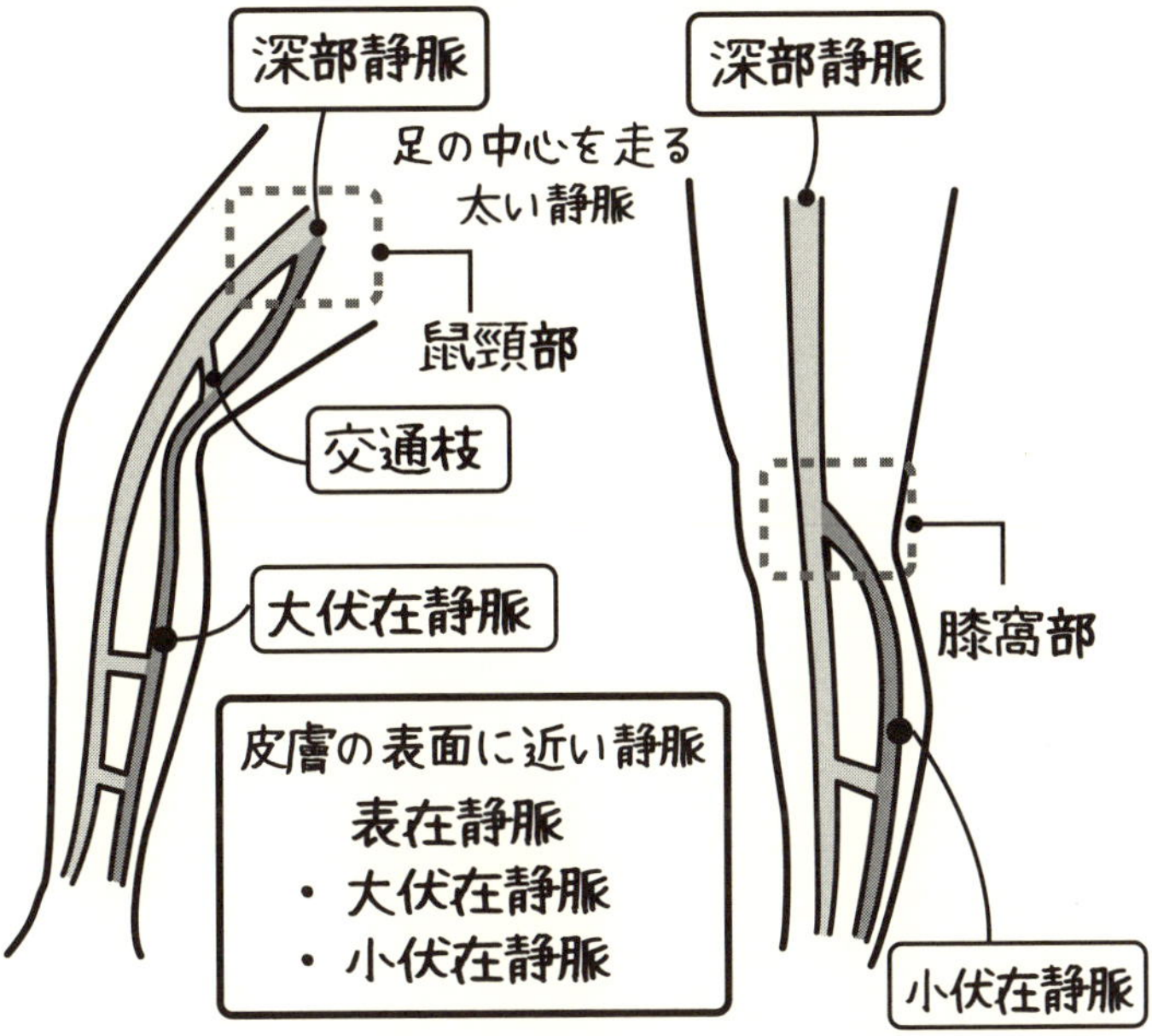
深部静脈
足の中心を走る
太い静脈
鼠頸部
交通枝
大伏在静脈
皮膚の表面に近い静脈
表在静脈
・大伏在静脈
・小伏在静脈
深部静脈
膝窩部
小伏在静脈

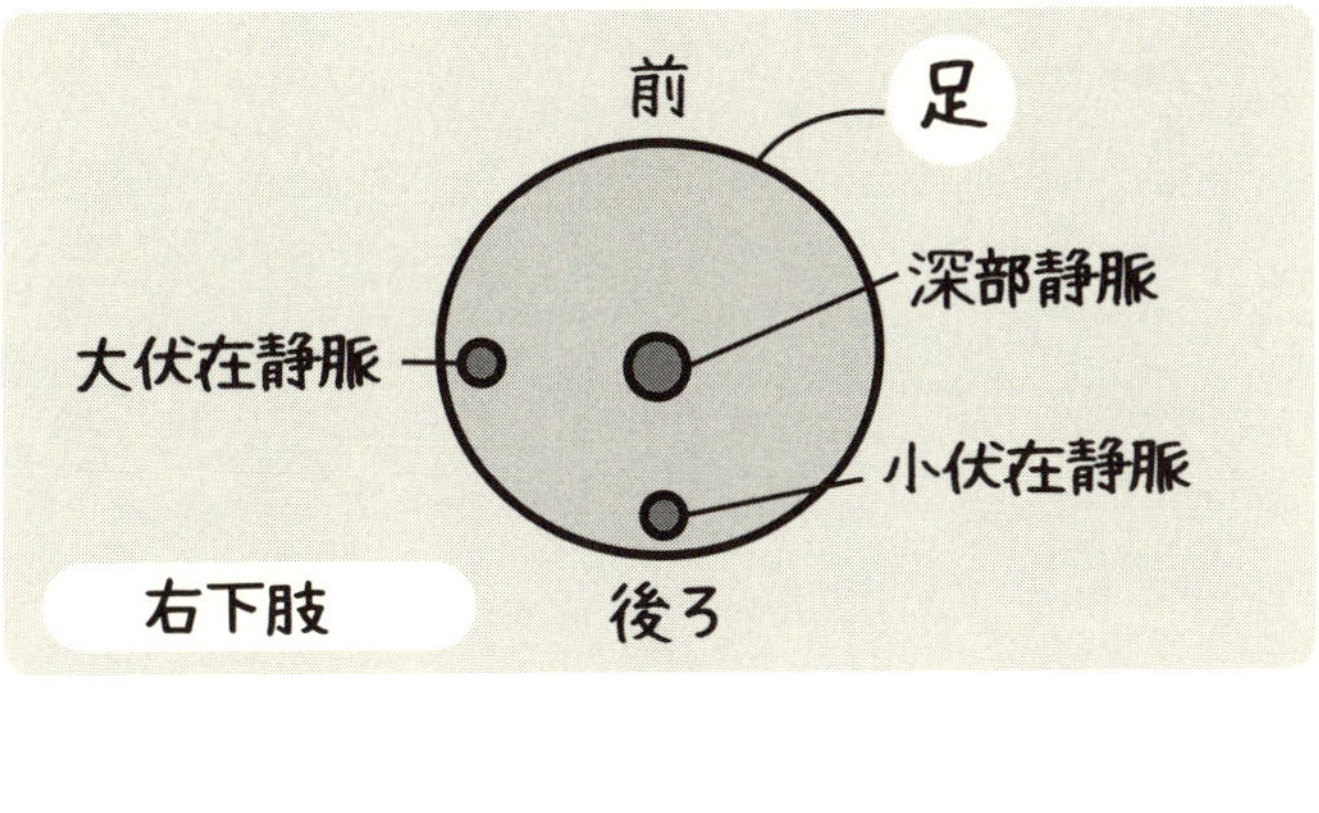
前
足
深部静脈
大伏在静脈
小伏在静脈
右下肢
後ろ

動脈で送られた酸素や栄養分で生命活動をした組織や細胞が、二酸化炭素や老廃物を発生させます。静脈はまず毛細血管を使い、こうした「きたない血液」を運ぼうとします。

毛細血管はやがて太い静脈に束ねられます。足の中心部分を走るこの太い静脈を「深部《しんぶ》静脈」と呼び、比較的皮膚の表面に近い静脈を「表在《ひょうざい》静脈」といいます。

表在静脈はもともと深部静脈から枝分かれした静脈で、太ももの付け根部分である「鼠頸部《そけいぶ》」から分かれて内側の踝《くるぶし》まで伸びている表在静脈を「大伏在《だいふくざい》静脈」、ひざの裏にある「膝窩部《しっかぶ》」から分かれてアキレス腱《けん》まで伸びている表在静脈を「小伏在《しょうふくざい》静脈」といいます。

ただ、大伏在静脈も小伏在静脈も一か所だけで深部静脈とつながっているわけではなく、ところどころでつながる管があります。これを「交通枝《こうつうし》」といいます（P57図参照）。いずれにしても、足に巡らされた静脈はどういう順路であれ、いったんは中心部に流れる深部静脈に合流して、きたない血液を心臓に送っているのです。

重力に逆らって、きたない血液を押し上げるしくみがある

ところで、ここで改めて考えてください。

動脈の場合は、心臓のポンプ作用という凄いパワーが原動力になり、しかも二足歩行をしている「ヒト」に関しては上から下に、太い血管から順次細い血管に流れる構図です。流れとしてはスムーズにいくのが想像できるでしょう。

対して、静脈はその逆となっています。末端の細い血管が太い血管に集まり、下から上に血液を押し上げなければならない。まさに、地球の重力に逆らわなければならないのです。そのうえ、足の指から見れば目的地の心臓までは遠い道のりです。

そこで、ヒトのカラダはこの静脈のハンディを解消するために、いろいろな工夫を講じました。

まず、足でも心臓のようなポンプ作用が必要です。その役目を担っているのが「ふくらはぎ」です。ふくらはぎのことを「第二の心臓」とたとえたりするのを聞いたことがあると思います。

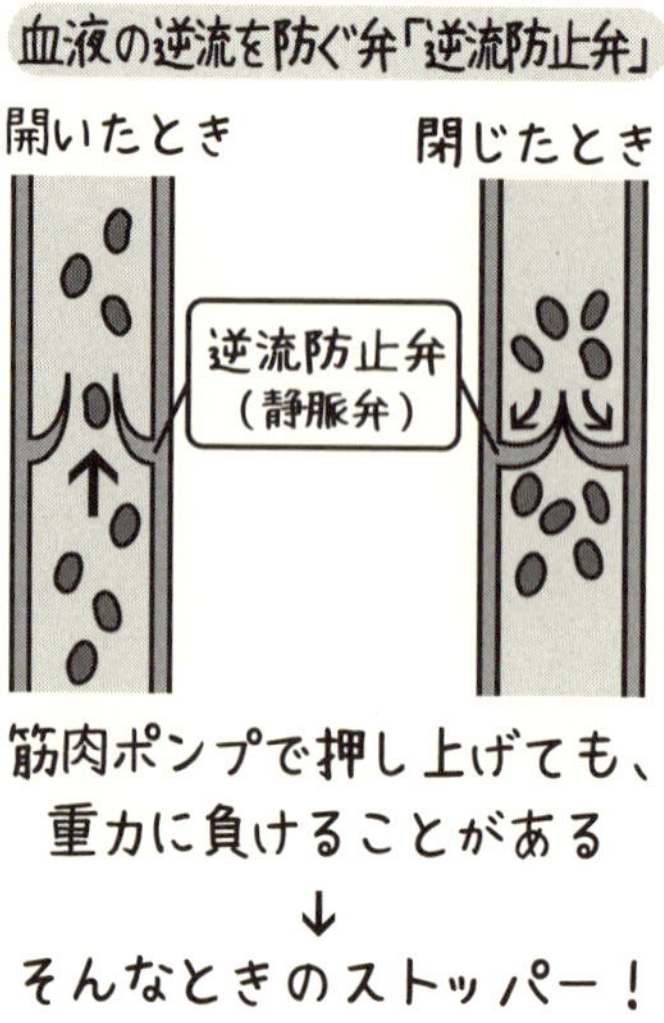
血液の逆流を防ぐ弁「逆流防止弁」
開いたとき
閉じたとき
逆流防止弁
（静脈弁）
筋肉ポンプで押し上げても、
重力に負けることがある
↓
そんなときのストッパー！

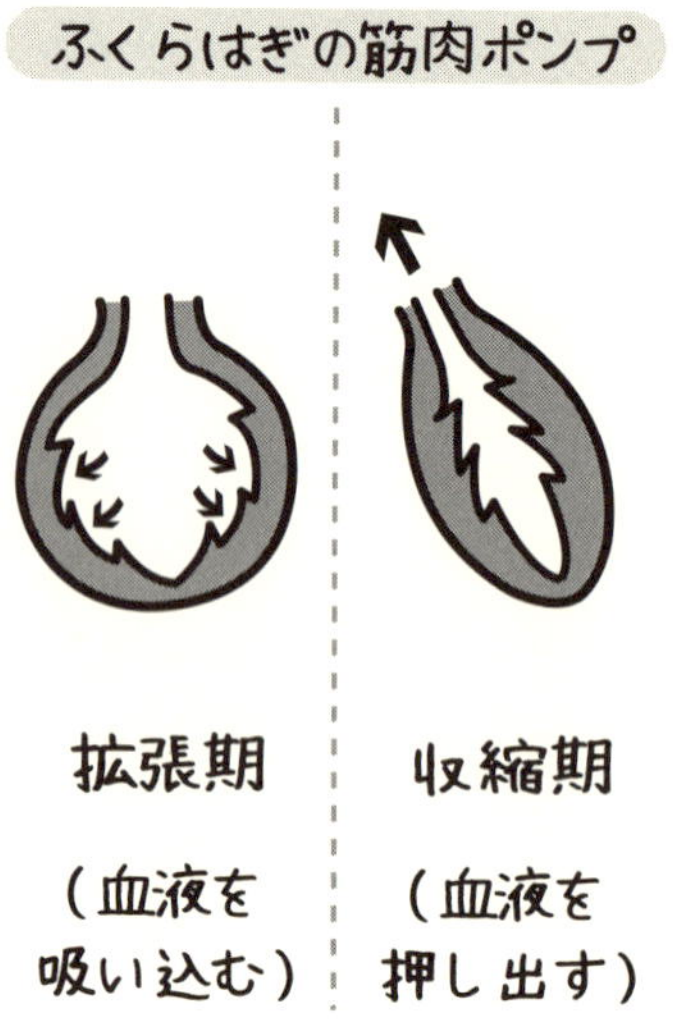

ふくらはぎの中には「筋肉枝《きんにくし》」という静脈が流れていて、ふくらはぎの筋肉が伸びたり縮んだりすることで筋肉枝を圧迫して、中のきたない血液を下から上に押し上げてくれます。

まるでポンプのように作用することから「筋肉ポンプ」と呼ばれ、筋肉ポンプのこうした働きを「筋肉ポンプ作用」といいます（上図右参照）。

「歩くことが健康の秘訣《ひけつ》」

「足首を動かすと血行がよくなる」

こうしたふくらはぎ健康法があるのも、歩く・足首を動かす＝ふくらはぎの筋肉をよく使って筋肉ポンプ作用をおこない、きたない血液を絶え間なく心臓に向かって送れるからです。

静脈には動脈にない「弁」がある

ただし、筋肉ポンプ作用で押し上げられた血液も、心臓に戻るまでに重力に負けてしまうことがあります。そこで、静脈には動脈にない独自の「逆流防止弁」という機能があります。

いわば、重力により下に戻ろうとする血液の逆流を防ぐための弁で、静脈内に一定間隔で付いています。カタカナの「ハ」の字の形のような弁で、血液が下から上に流れるときは開き、血液が逆流しはじめると閉まるようになっています（右図左参照）。

実にうまく考えられた血液の押し上げ機能ですが、常日頃から対峙《たいじ》する重力はやっかいなもの。私たちの行動や生活にちょっとした変化や問題が生じると、とたんに負荷をかけてきます。その影響で、機能自体が正常に働かなくなって滞るなど、静脈にトラブルが起こってくるのです。

静脈瘤誕生のメカニズム

逆流防止弁が機能しないと、きたない血液が足にたまる

第1章でみなさんが答えられた「静脈の健康チェック（P18）」を思い出してください。項目に「仕事はデスクワークが多い」「あまり歩かない方だ」という質問があったかと思いますが、いずれも「○」と答えた人は、ふくらはぎの筋肉をあまり動かさない生活を送られています。このタイプの人は筋肉ポンプ作用がスムーズに働かなくなることがあります。

また、たとえ筋肉ポンプ作用がしっかり作動していても、なにかの影響で逆流防止弁が正常に動かなくなることもあります。つまり、本来は下から上に押し上げられた血液が逆戻りしたときに、弁が閉じて逆流を防いでいたものが閉じなくなり、そのまま血液が逆流しはじめるという具合です。

こうなると静脈内に、行き場を失ったきたない血液が次から次へとたまっていきます。そのままの状態が続くと、静脈内の圧力である静脈圧が高くなり、静脈が太く膨らんで拡張していきます。これが瘤のようになっていくと、いわゆる静脈瘤となるのです（Ｐ64図上参照）。

表皮に近い表在静脈である大伏在静脈と小伏在静脈で起こりやすいため、血管が皮膚に浮き出て、ぼこぼこと盛り上がっていきます。

表在静脈は足だけでなく手にもありますが、なぜ、足にできる下肢静脈瘤だけがこれほど関心を集めるかというと、手は足よりも心臓が近く、足よりも上にあるので重力の影響も受けにくい。また、手は足よりも動かすことが多いので静脈瘤にはなりにくいといわれています。

静脈内にきたない血液がたまると、当然のごとく血行が滞り、同時に血管内の圧力も高くなります。すると、血管の表面に開いている無数の穴から血液中にある血漿と水分が、血管の外に押し出されます。

血管の外にしみ出た血漿はリンパ液と名前を変え、水分とともに血管の周囲にある間質《かんしつ》と呼ばれる組織の間にたまります。これが浮腫《ふしゅ》、いわゆるむくみの原因となるの

逆流防止弁が機能しなくなると……

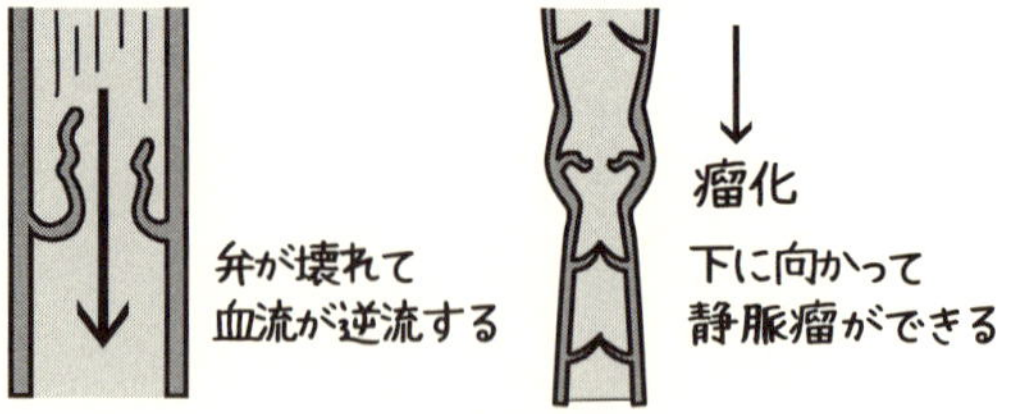

むくみの元凶・「リンパ水」の出るしくみ

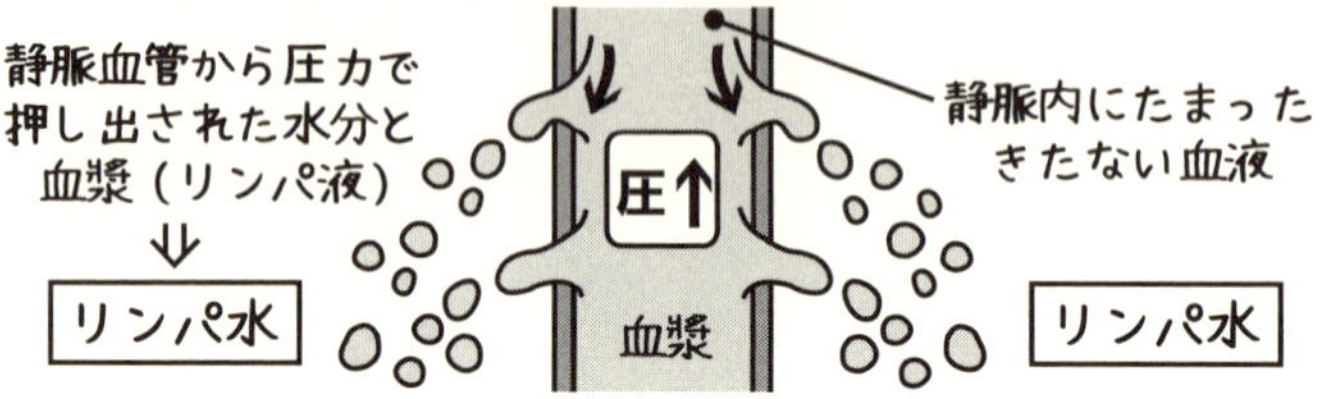
静脈血管から圧力で
押し出された水分と
血漿（リンパ液）
リンパ水
圧
血漿
静脈内にたまった
きたない血液
リンパ水

です。このむくみの元凶となるリンパ液と水分を合わせて「リンパ水」と呼ぶことにします（上図下参照）。

むくみ・だるさと静脈瘤との因果関係

　静脈瘤になると、血液がたまって血管内の圧力が高くなり、リンパ水はどんどん血管の外にしみ出ていきます。そのため、多くの人にむくみの症状が出てきます。そしてその多くは、不快なだるさを同時に引き起こすことにもなります。

　むくみやだるさを感じたら、静脈瘤を疑ってみた方がよいでしょう。血管が皮膚に浮き出てぼこぼこと盛り上がるような見た目の変化がなくても、血管内部が静脈瘤になっている「隠れ静脈瘤」のときなどは、むくみやだるさがひとつの目安となります。

静脈瘤の症状で、痒《かゆ》みや皮膚の色が黒ずんでくる色素沈着《しきそちんちゃく》が目立つのも、きたない血液がたまり、表皮の新陳代謝がわるくなるためです。

脱水状態はさらにむくみを悪化させます

「むくみの原因がリンパ水なので、血液からしみ出る水分量を減らせばいい」と、勘違いして「水を飲まなければ、むくみがとれる」と、思う人はたくさんいます。実はこれは逆効果で、水を多く摂った方がむくみが解消され、水を飲まないでいるとさらにむくんでしまいます。

静脈を川だと思って説明していくことにしましょう。

カラダが脱水状態のときは、川でいえば日照り状態となります。川に流れる水量が減って川幅は狭くなり、水の流れはとてもゆっくりで勢いがありません。そのうちところどころに土砂がたまるなどします。この土砂が血漿（リンパ液）にあたります。

むくみを悪化させる「血管の脱水状態」とは……

血管内が脱水状態 ▶ 血圧低下 ▶ 血圧を上げるために血管が収縮する

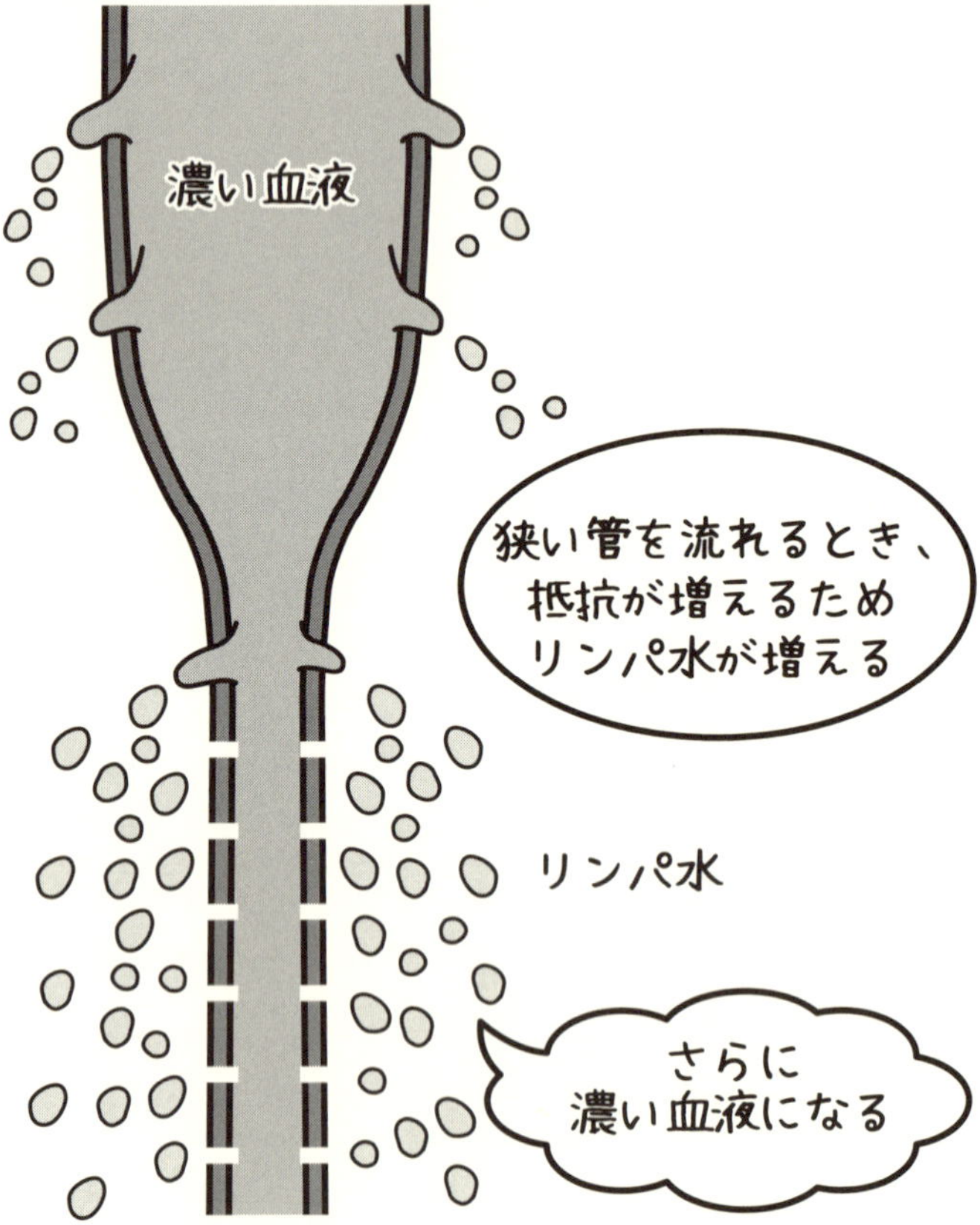

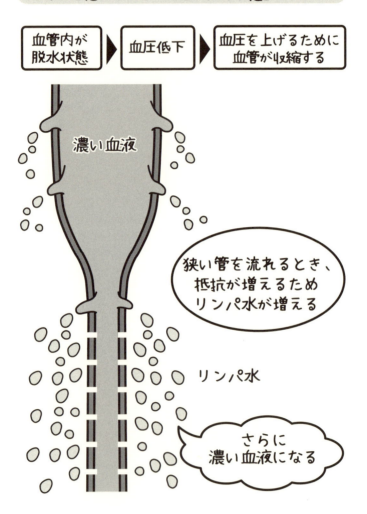

血液の流れが速いとき

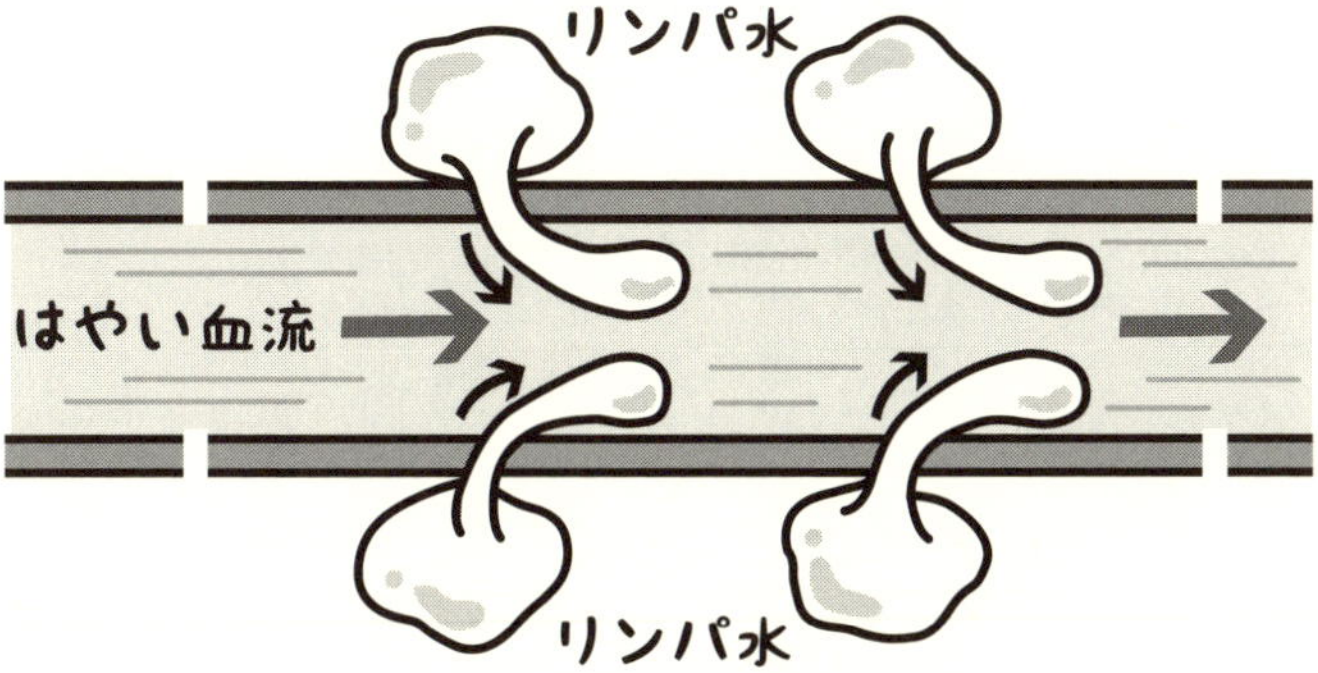

血流が速くなると血管のまわりのリンパ水を血管の中に引き込む

こうした血管内の脱水状態が続くと、流れる血液の勢いは弱くなり、血圧も低くなります。そうなると、ヒトの脳は血圧を保とうとして血管を収縮させる指令を出します。細くなった血管には水分のないドロドロとした濃い血液が流れるので、血管の壁に当たる抵抗も大きくなり、血管内の血漿（リンパ液）と水分をどんどん血管の外へ押し出してしまいます（右図参照）。

結果的には足を一層むくませることとなり、静脈瘤になりやすい状況をさらにつくることになるのです。

一方、水をたくさん飲んだとすると、川の水量が増え、川幅は広くなり、流れも勢いがあって速い。すると、さっきまであちこちにたまっていた土砂を押し流してくれます。つまり、土砂である血漿（リンパ液）は血管の外にしみ出ることなく、流れていきます。

こうして血管内の血液がさらさらと流れるようになると、血管は拡張していきます。血管壁の抵抗も下がり、今度は逆に、血管の外にたまったリンパ水を表面の穴から引っ張り込んで押し流そうとするわけです（P67図参照）。

これは電車のホームに立っているときと似ています。ゆっくりとしたスピードの電車が通り過ぎてもあまり引っ張られる感覚はありませんが、急行や特急が猛スピードで通り過ぎようとすると、思わず引っ張られそうになります。これと同じです。

だから、水をたくさん飲むと血管外のリンパ水が減ってくるので、足のむくみもとれ、静脈瘤発生のリスクも低くなるわけです。水をよく飲むとトイレに行く回数も増えますが、そこで出るおしっこはむくみの原因であるリンパ水だったのです。

なお、痩せる水として話題を集める硬度の高い水は、軟水よりも血管内にとどまりやすい傾向があります。高硬度の水を飲むと血管内の血流はより多くなり、よりさらさらと流れてリンパ水をより多く血管内に引き込んでくれます。このことによりむく

脱水になる飲み物とそのしくみ

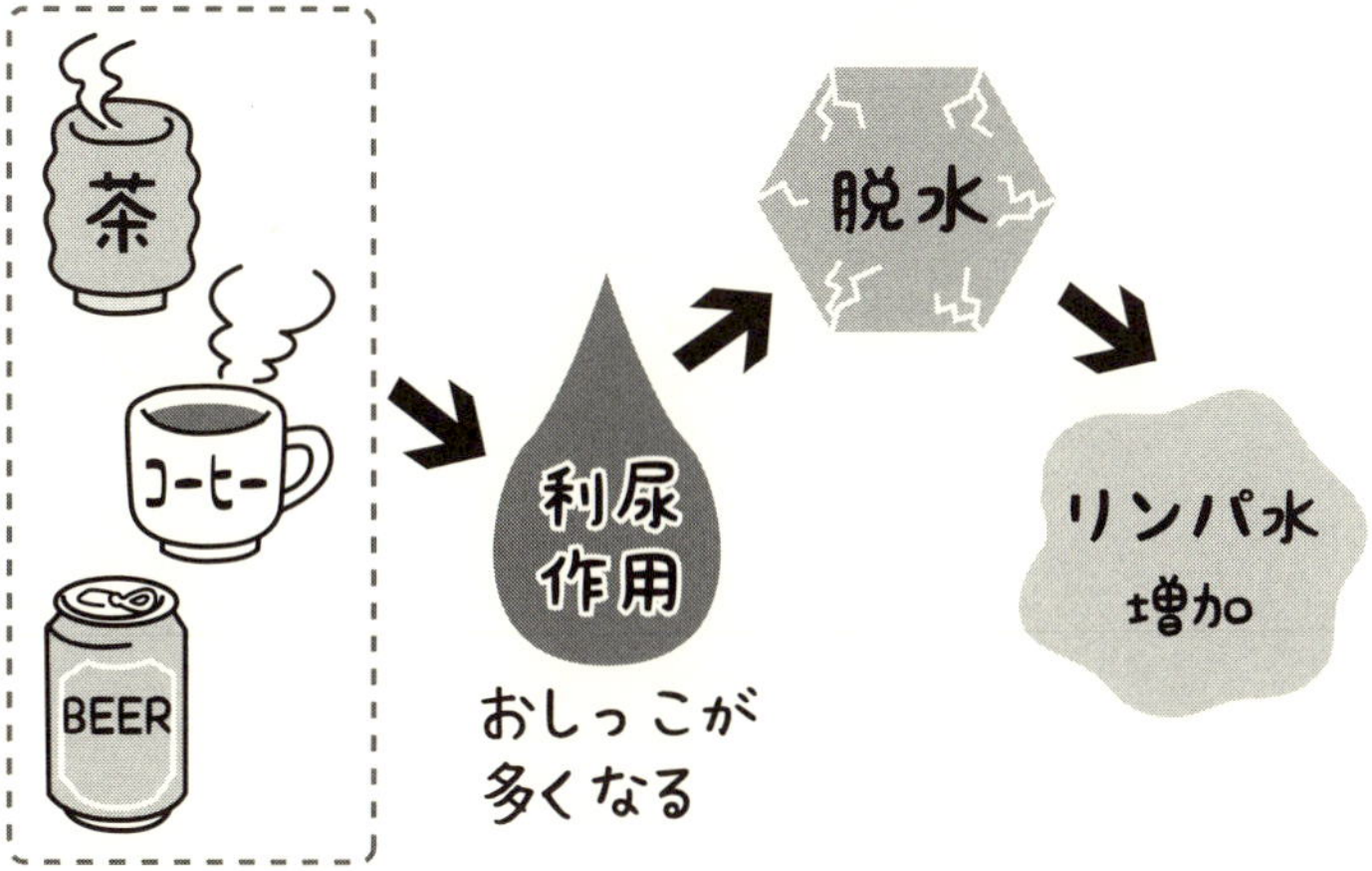

みがとれ、痩せるという原理になるのです。

お茶やコーヒー、酒類の飲み過ぎは、かえってむくむ

水分をよく摂っていても、脱水状態になることがあります。

たとえば、気温が高く汗をよくかく夏の時期や、風邪などで高熱を発しているときは、脱水状態になりやすいのでこまめに水分を補給する必要があります。

同じ飲み物でも、お茶やコーヒー、そして酒類の飲み過ぎは禁物です。お茶、コーヒー、酒類にはいずれも利尿作用があるので、カラダの余分な水分を排出し

てくれそうなイメージがありますが、これは大間違いです。利尿作用で血管内の水分を外に出してしまうので、血管内はむしろ脱水状態が起きてしまう。トイレに行く回数も増えますが、水を多く飲んでいるときに出るおしっことは種類が違うのです。

お茶やコーヒー、酒類を常用したり飲み過ぎたりすると、足はむくみやすく、静脈瘤にもなりやすくなるわけです。

ちなみに、足がむくんで内科医を訪れた際、たまに利尿剤を処方する医師がいますが、それはむくみのしくみがわかっていないケースとも考えられます。利尿剤を飲むと、確かに直後には足のむくみがとれます。ところが2～3週間後になるとむくみだし、かえって重篤なむくみとなる場合もあります。足のむくみだけで利尿剤を処方されたら、セカンドオピニオンとして別の専門医などに相談することをおススメします。

もともと日本人は静脈瘤になりにくかった？

正座で予防されていた下肢静脈瘤

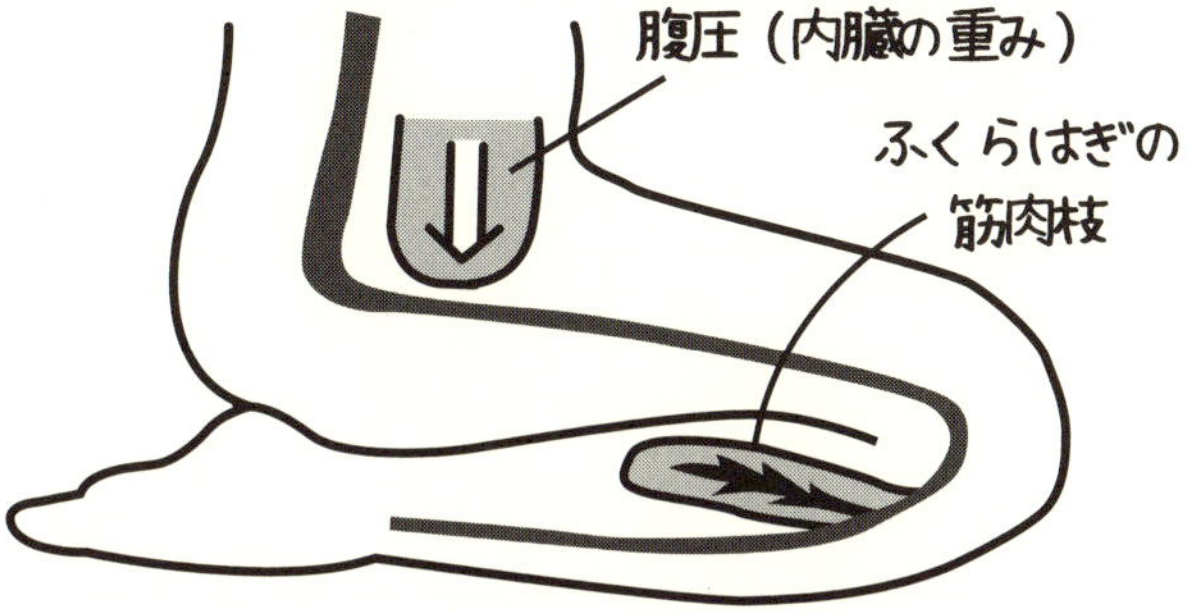

畳の生活では、太腿〜下肢のすべての
深部静脈・筋肉枝もぺちゃんこになるために
静脈鬱血は起こらない

畳の生活をしていた日本人は、足のむくみがなかったといわれています。

畳に座っている状態は常にふくらはぎを圧迫していることになるので、足の静脈にたまったきたない血液を絶え間なく送り出していたというわけです。

足全体の血管も体重がかかってぺちゃんこに押しつぶされ、血管まわりにある組織である間質も同時に押しつぶしている。こうなると、血管からしみ出るリンパ水もなく、仮にしみ出たとしてもたまる場所もないのです（上図参照）。

日本人は畳で暮らす限り、むくみにも静脈瘤にもならなかったかもしれません。

しかし、明治維新以降、イスの暮らしが日本に広がっていきました。イスに座っている姿勢は、骨盤の底を走る柔らかい静脈に内臓が乗っかり、太腿にある静脈はぺちゃんこに押しつぶされています。でも、肝心のふくらはぎには圧迫はありません。むしろ、きたない血液が上に流れようとするのを太ももの部分で遮って次第に足に血液がたまり、むくみを生じさせることになります。

その意味で、古来からイスの生活をしている欧米人は、むくみや静脈瘤に関して大先輩です。

古代ギリシア時代に作られた彫刻には、足の皮膚にぼこぼことした突起が見られるものがあります。モデルになった古代人は静脈瘤だったのかも、という妄想が膨らんできます。

海外の映画やドラマを観ていても、男優が机の角に足を乗せているシーンが出てきます。また、欧米の家具ブランドでは、「足置き」というアイテムがあったりします。欧米人たちは古くからむくみに悩み、むくんだ足をなんとか楽にしようとあれこれ苦労してきたのが想像できます。

また、彼らはいつでも水のペットボトルを手放しません。ヨーロッパを旅行してホテルなどに泊まると、部屋にはよく硬水に炭酸を混ぜた飲み物が用意されています。硬水は軟水よりも血液内に留まる性質がありますが、飲みにくいところもある。そこで飲みやすくするために微炭酸にしているのです。

カラダの詳しいメカニズムを知っていたわけではなく、日々の暮らしの中で、常に水を摂ることで足のむくみが解消できる知恵を自然と身につけたのでしょう。

静脈瘤は大病の引き金になります

前にも触れましたが、静脈はカラダの具合や調子を教えてくれます。

静脈瘤が発生するメカニズムを知ったうえで説明すると、静脈瘤ができやすい状態とは血管内の血漿（リンパ液）と水分が血管の外にしみ出ている状態です。こうなると血管内の循環血液量が少なくなり、血圧が保てなくなるので、それを調整しようと血管の収縮が始まります。

つまり、細い血管にどろどろとした濃い血液が流れている状態となります。こうなると、流れる血液と血管壁との抵抗がさらに大きくなり、血液中に少しでも血漿（リンパ液）と水分が残っていれば、それすら外に押し出そうとし、血液はさらに濃くなっていくのです。

こういう血管で心配されるのが、血液の塊である「血栓」ができやすくなることです。この血栓が、ときどき悪さをします。

血栓が血流に乗って肺に流れて血管を詰まらせると「肺塞栓症」、俗にいうエコノミークラス症候群になります（左図参照）。

一方、血液中に血栓ができると、ヒトのカラダはその血栓を溶かそうとする線溶系という強力なクスリを自然に分泌させます。ところが、線溶系は出すぎてしまう場合が多く、そのままだと全身のいろいろな器官で出血が起こってしまうので、今度は血液を固めようとする凝固系のクスリを体内に出しはじめます。

この、溶かす↓固める↓溶かす↓固めるという波が交互に押し寄せ、次第にその波が穏やかになって正常な状態に戻るわけですが、凝固系のクスリを出した際に新たな血栓ができてしまうリスクも抱えます（P76図参照）。

それが脳内の血管で起これば脳梗塞、心臓部で起これば心筋梗塞となります。どちらも最悪の場合、死に至ります。

エコノミークラス症候群とは

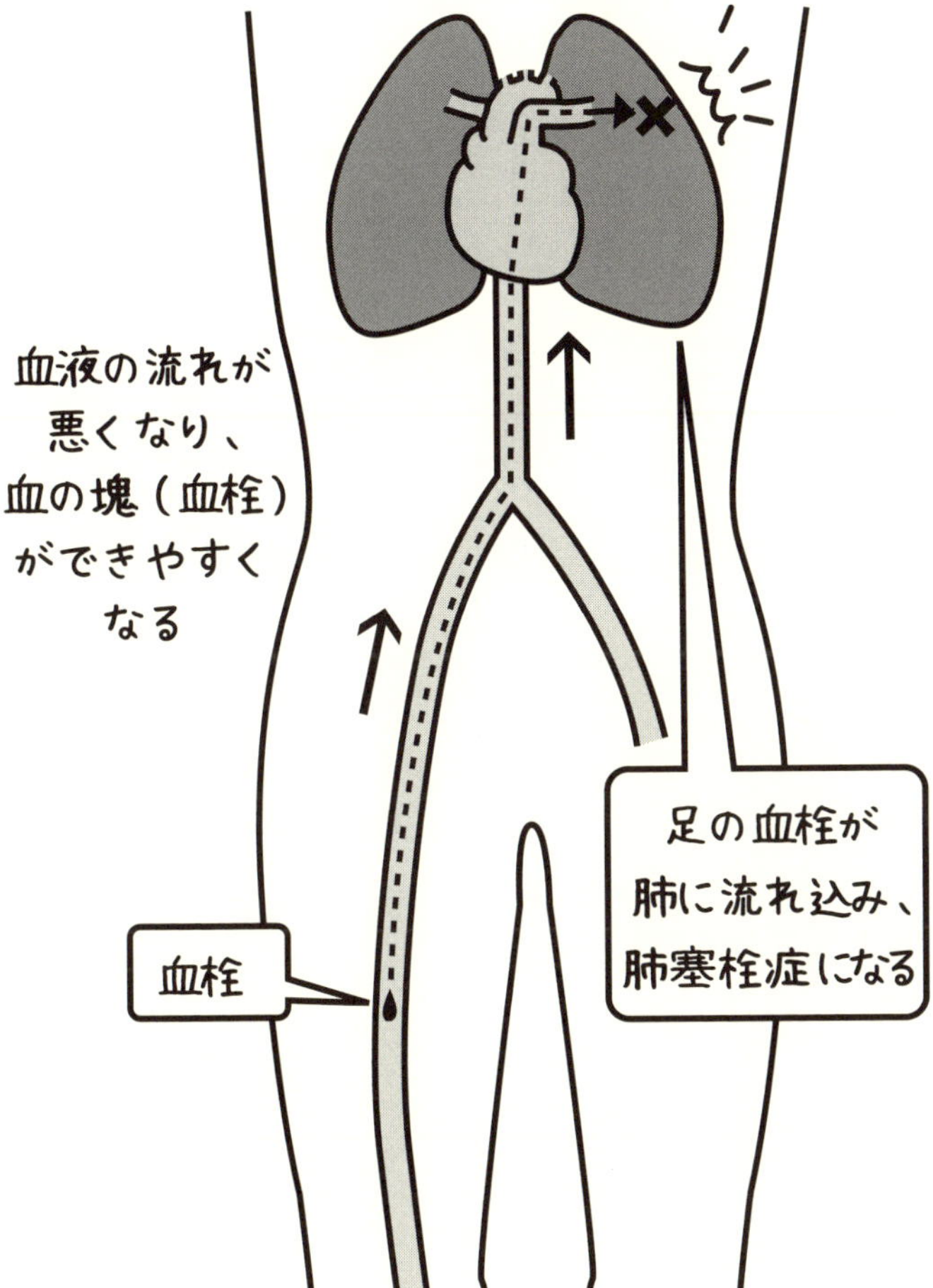

血液中に血栓ができると……

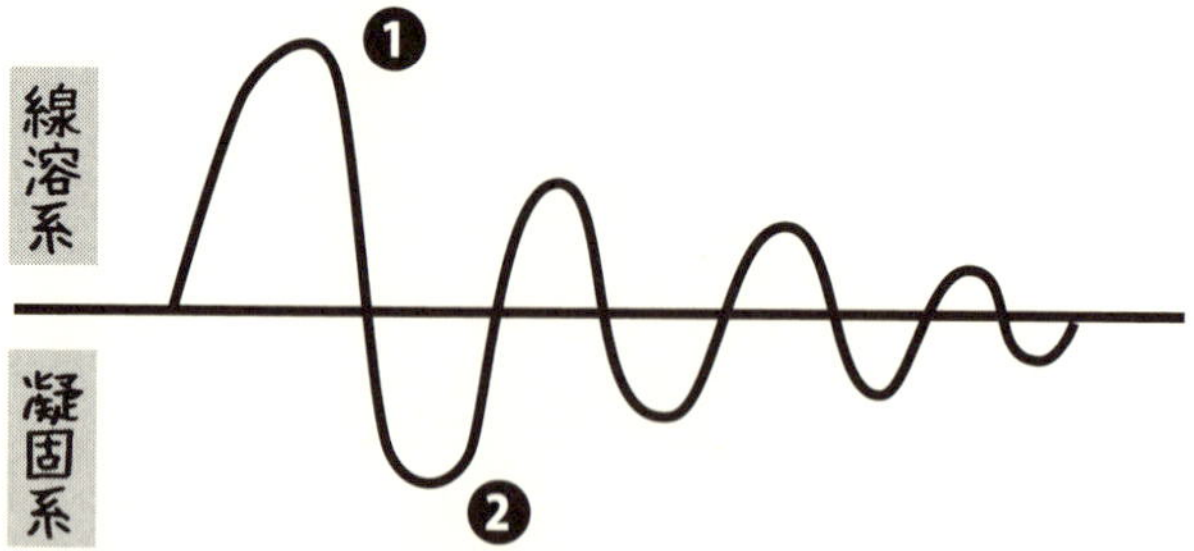

血栓ができると、血栓を溶かす強い因子が出る
❶のときに脳や肺で出血を起こす危険がある
次に血液を固める強い因子が出る
❷のときに脳や心臓で血栓をつくる危険がある

また、静脈瘤を起こす脱水症状は腎臓にとってもよくはなく、むくみが続いて脱水状態がさらにひどくなると、腎不全を引き起こすこともあります。腎不全になるとおしっこが少なくなり、尿と一緒に排出するはずだった老廃物が血液中に残ってしまう尿毒症になりやすくなります。こうなると人工的に血液をきれいにする人工透析を定期的にしなければならず、生活に大きな負担が強いられます。

つまり、こうした大病はどれもむくみや静脈瘤がきっかけとなる場合があり、むくみや静脈瘤をそのまま放っておくと、取り返しのつかないことになりかねないのです。

第4章

下肢静脈瘤の本当の元凶を発見しました！

教科書に載っていない静脈の「新常識」

1万2000件の症例から静脈の知らなかった構造がわかった

私は20年以上にわたり静脈を研究し、1万2000人以上の患者の診察をおこない、教科書に書かれていた「常識」では説明がつかない症状に遭遇してきました。

その結果、「静脈にはこれまでわかっていなかった構造やしくみがあり、それが静《じょう》脈《みゃく》瘤《りゅう》をつくる真の犯人かもしれない」……そんな仮説が私の中でできあがり、日々の臨床で少しずつ立証されてきました。

そうした教科書には載っていない静脈、そして静脈瘤の新たな話をしましょう。

足には盲腸のような静脈があります

第3章で、足には3本の太い静脈があると説明しました（P57図参照）。足の中心部分を通っている深部《しんぶ》静脈と、皮膚の表面に近い部分を走っている表在《ひょうざい》静脈です。深部静脈が四車線のメインストリートとすると、表在静脈はメインストリートから枝分かれした二車線の幹線道路といえます。

深部静脈に足の付け根部分で流れ込んでいるのが大伏在《だいふくざい》静脈、ひざの裏で合流するのが小伏在《しょうふくざい》静脈です。

また、皮膚の表面には「皮静脈《ひじょうみゃく》」という細い静脈があるほか、無数の細い静脈や毛細血管が足を巡っています。毛細血管は組織や細胞で発生する二酸化炭素や老廃物を運んでどんどん太い静脈に合流し、最終的には深部静脈に流れ込む。いわば「足の外から内へ」と流れるネットワーク網としてできあがっているのです。

まさに、深部静脈は足のきたない血液を心臓まで運ぶのにはなくてはならない血管といえます。足の中心の深い部分を走っているので周囲は骨や筋肉に囲まれ、しかも構造は筒のような膜に包まれています。そのため、仮に深部静脈内に血液がたまったからといって血管が太くなることはめったにありません。

対して、2本の表在静脈は存在しなくても、ネットワーク網にあまり支障をきたさないのです。それどころか、逆に厄介ごとを起こしやすい血管です。

表在静脈は、深部静脈と違って骨や筋肉といったまわりを取り囲んでいるものがないので、自然に太くなりやすい。そして血液もたまりやすく、たまると血漿（リンパ液）と水分がしみ出てきて足はむくみ、静脈瘤にもなりやすいのです。多くの静脈瘤が、この2本の表在静脈で起こっています。

これは、盲腸と似ています。なにか特別な機能や働きがあるわけでもなく、ときたま虫垂炎《ちゅうすいえん》という厄介ごとを起こす。表在静脈は足の盲腸といえるかもしれません。

少し前まで、心臓のバイパス手術の際に大動脈と心臓の動脈をつなげる血管としてこの表在静脈を再利用した時期もありましたが、最近では他の動脈を用いることが多くなり、その頻度も減っているようです。

2本の表在静脈は「ある部分」でつながっていた

２００６年に60代の女性の静脈瘤を手術したときのことです。

女性は、大伏在静脈と小伏在静脈がともに静脈瘤のため通常よりかなり太くなり、

静脈瘤のレーザー手術のようす

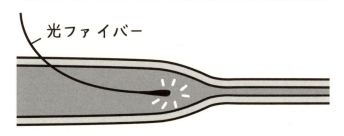

静脈に光ファイバーを挿入して、血管の内側からレーザー照射して血管を焼き、閉鎖する

部分的に瘤状《こぶじょう》になっていました。

静脈瘤の手術は、こうした瘤状になった静脈内にカテーテルという管を通し、そこに0・2〜0・6㎜の極細の光ファイバーを挿入。光ファイバーの先端からダイオードレーザーを照射して、1000度の熱で血管を閉鎖し、消失させます（上図参照）。

こうすることで、皮膚の表面に現れていたぼこぼこした突起は解消され、きたない血液がたまっていた静脈に、再度たまらないように防いでいきます。

その日もいつものとおり、深部静脈と大伏在静脈が合流する足の付け根からカテーテルを入れて、大伏在静脈の中を通

アーチ状静脈のしくみ

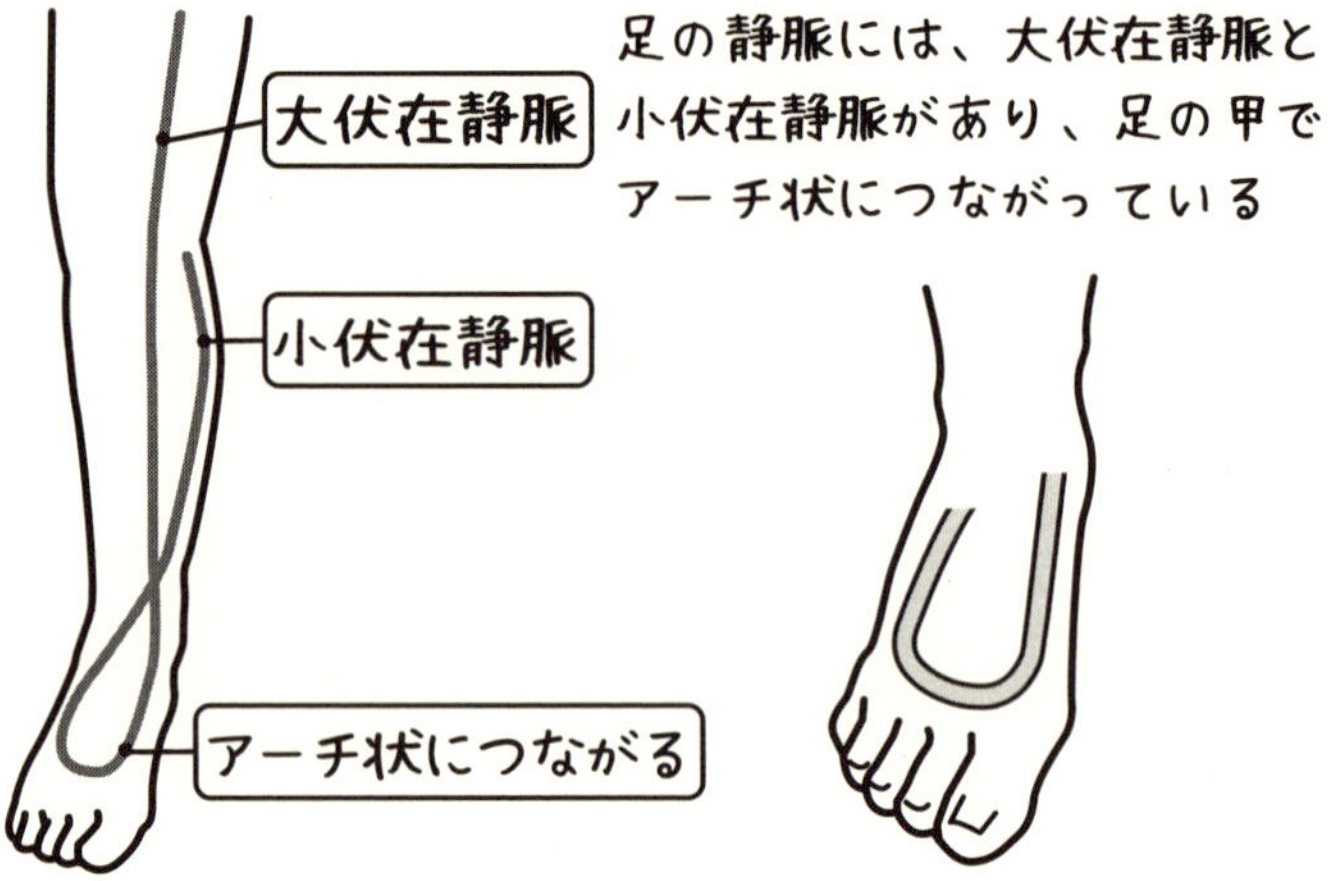

していきました。そろそろ終着の足首に届く頃かと思ったところ、どんどんカテーテルが入っていくではありませんか。

見れば、足首を通過したカテーテルは足の甲まで上がり、そこでアーチ状の弧を描いて外側の踝《くるぶし》まで届いているのです。そのまま送っていくと、カテーテルの先端はひざの裏まで到達してしまいました。

結局、足の付け根から入れた1本のカテーテルが大伏在静脈を通り、そのまま小伏在静脈を通って深部静脈との合流点であるひざの裏まで貫通してしまったのです。

これには驚きました。というのも、これまで大伏在静脈は太ももの内側部分を通って足首まで流れ、小伏在静脈はふくらはぎの表面を通って踝まで流れる。2本はつながることのない静脈と考えられていたからです。「つながっている」ことなど、医学事典にも教科書にも載っていませんでした。

たまたまこの患者だけの現象かと思い、その後来院した患者も診ていましたが、同じように2本の静脈がつながっている症例が出てきました。現在では当クリニックに来院した患者のおよそ95％の割合で、大伏在静脈と小伏在静脈の2本が足の甲でアーチ状につながっていることがわかっています（右図左参照）。

ここまでの確率となると、「つながっている」という事実が、かなり信憑性《しんぴょうせい》のある話だとわかっていただけるでしょう。

足の甲の「アーチ状静脈」の秘密

静脈瘤の原因には2つの説があります

「静脈瘤は、『逆流防止弁』が機能しなくなって起こる」と、言われてきました。地球の重力に逆らって、下から上へ血液を押し上げなければならない静脈には、血液が下から上に流れるときに開き、いったん上がった血液が下に戻ろうと逆流しはじめたときに閉じる逆流防止弁がついています（左図一段目参照）。

静脈瘤の原因となる弁は、大伏在静脈が深部静脈と合流する足の付け根部分（鼠頸《そけい》部《ぶ》）にあります。

静脈瘤は、その逆流防止弁がなにかの原因でうまく作動せず、血液が逆流しているのに弁が閉じなくなって起こるとされてきました。血液が下に流れ、瘤ができる瘤《りゅう》化《か》が下に向かって起こることから「下行説《かこうせつ》」と呼ばれています（左図二段目参照）。

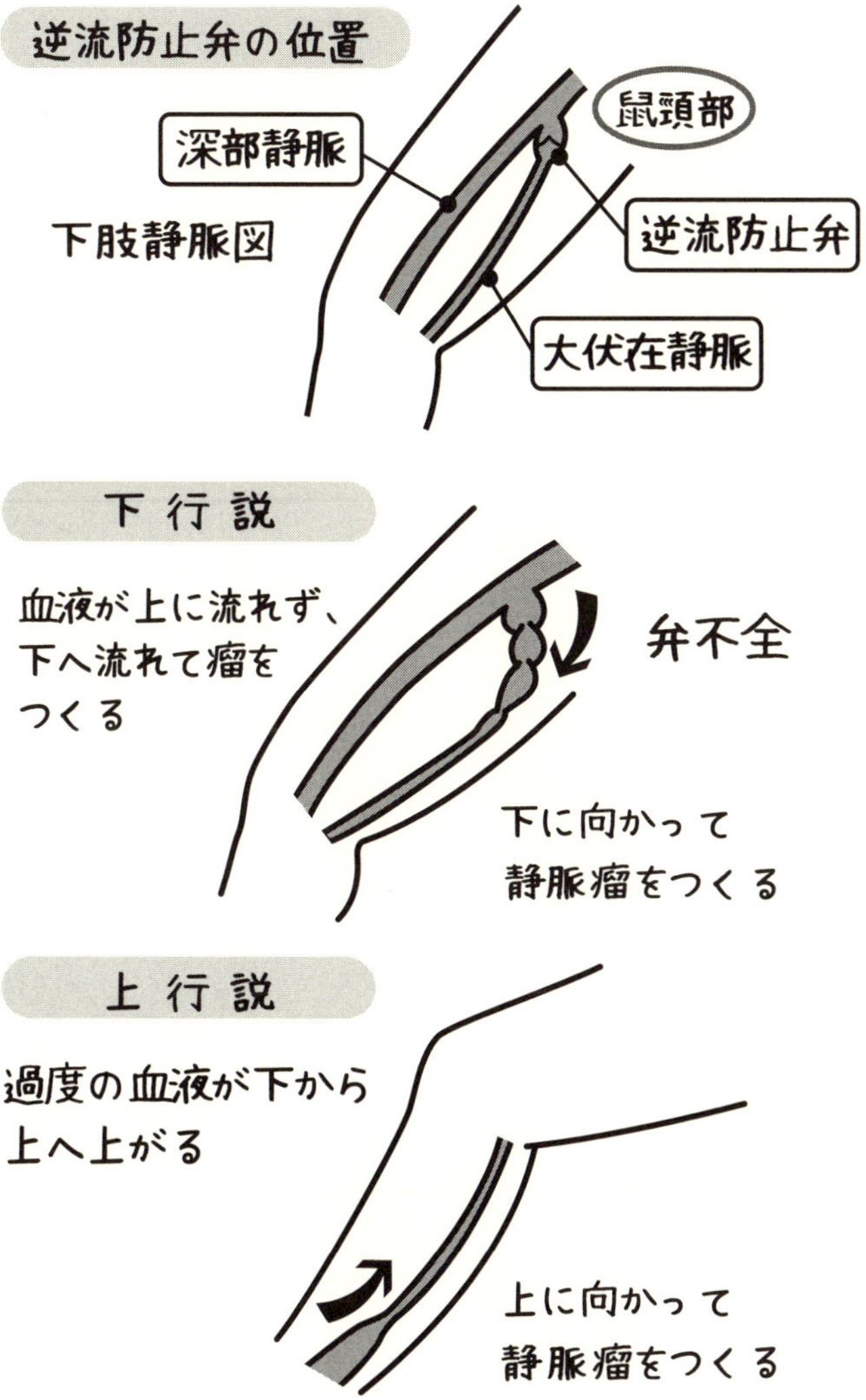

逆流防止弁の位置
鼠頭部
深部静脈
下肢静脈図
逆流防止弁
大伏在静脈
下行説
血液が上に流れず、
下へ流れて瘤を
つくる
弁不全
下に向かって
静脈瘤をつくる
上行説
過度の血液が下から
上へ上がる
上に向かって
静脈瘤をつくる

静脈瘤の手術は、これまでこの下行説に基づいておこなわれてきました。逆流防止弁が閉じなくなってしまったので、弁部分＝足の付け根部分（鼠頸部）の静脈をふさぎ、大伏在静脈を引き抜いてしまうのです。

私も当初はそうした手術をおこなっていましたが、患者の多くが術後に再び足のむくみを訴え、静脈瘤を再発していました。中には、手術前よりもむくみがひどくなってしまうケースもありました。

また、逆流防止弁が正常に機能しているのに、足をむくませ、静脈瘤になっている場合もありました。

「これはどうやら、血液が逆流するだけではない、別の要因があるのでは」

そんな疑問が持ち上がり、新たに唱えられたのが「上行説《じょうこうせつ》」です（P85図三段目参照）。下行説とは逆に、過度な血液が下から上へ上がっていくことで静脈瘤を起こすという考え方です。

ただし、それを証明する方法がなく、あくまでも仮説のままでした。ところが、血管に超音波（エコー）をあてて診断する超音波診断装置の優れたものが出てきたことにより、上行説を裏付けるようなデータ結果が次第に集まるようになってきました。

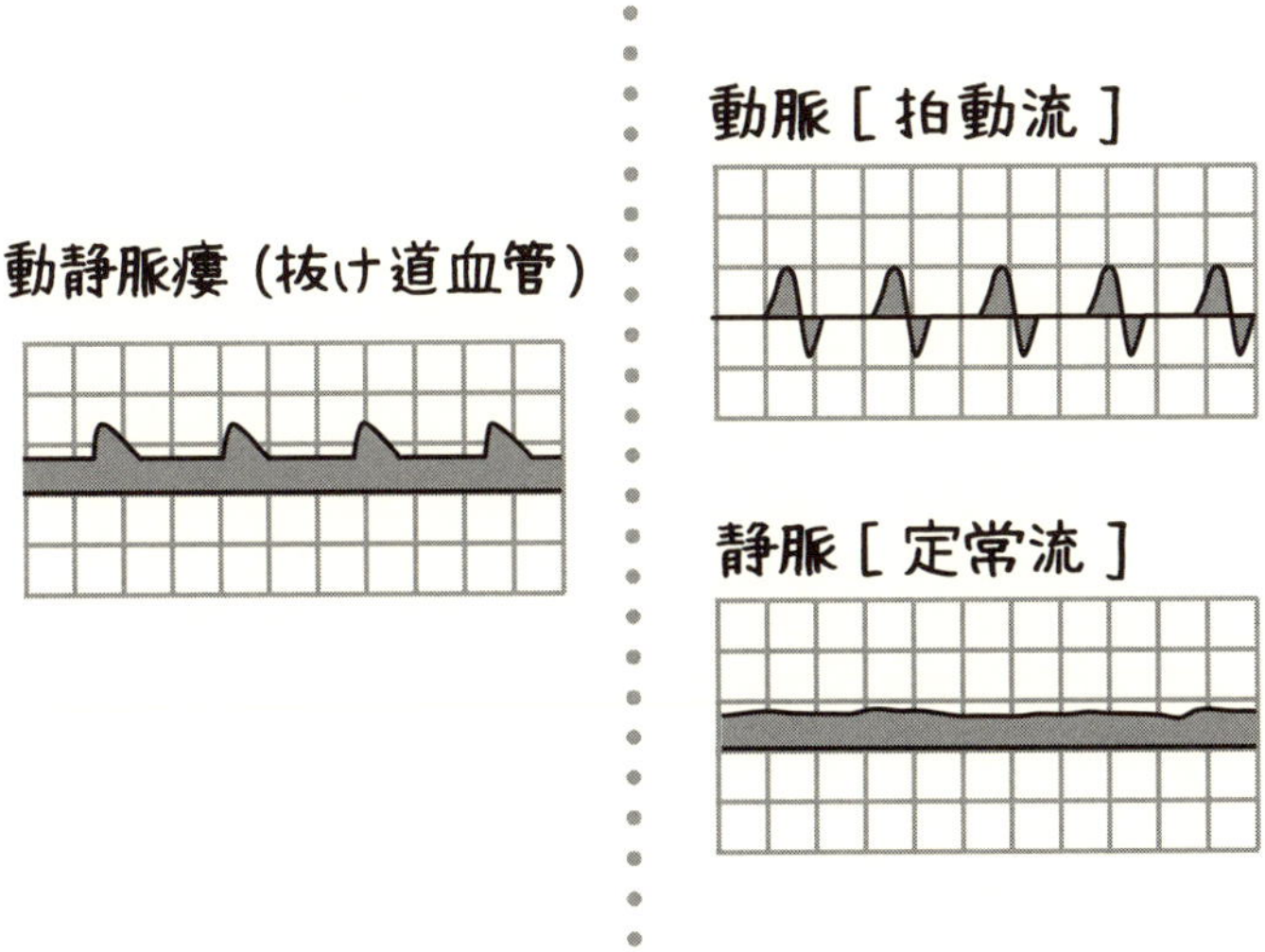

そして、足の甲にアーチ状の静脈、いわゆる「アーチ状静脈」があることがわかったことで、この仮説が「有力説」になりだしたのです。

足の甲で、動脈と静脈がつながっている

動脈はきれいな血液、静脈はきたない血液と対比することができますが、それとは別に「拍動流《はくどうりゅう》」と「定常流《ていじょうりゅう》」という呼び方があります。

前者はドキン、ドキンと波形の拍を一定間隔で打つ動脈のことで、後者は拍を打たずに静かに横線を描く静脈のことです。動脈と静脈の拍動は明らかに違って

います（P87図右参照）。

ところが、当クリニックに来院する患者の足をエコーで検査しているうちに不思議な現象を発見しました。

足の甲にあるアーチ状静脈にエコーをあてると、最初は定常流の横線を描いていたのに、ときどき拍動流を示す波形になるのです。定常流に拍動流が混ざっている。静脈でこうした波形が起こるのは理論上、ありえないことです（P87図左参照）。

これは明らかに動脈が流れている証拠であると考え、仮説を立ててみました。

「足先に流れる動脈とアーチ状静脈はつながっている」

これまでの医学界の常識では、「動脈の血液が直接静脈に流れ込むことはない」と、言われていました。酸素や栄養分を運ぶ動脈の血液はいったん細胞や組織に流れ、細胞や組織が生命活動で排出した二酸化炭素と老廃物を静脈の血液が運ぶ。そうした血液の循環が成り立たなくなるからです。

ところが、足の甲の拍動を見る限り、そうした常識を覆すことが起こっていたと考えるしかありません。どうやら、足の指に流れ込む動脈と足の甲にあるアーチ状静脈の間につながる管があるようなのです。

そうした動脈と静脈をつなぐ管を、医学用語では「動静脈瘻《どうじょうみゃくろう》」といいますが、大通り（動脈）と大通り（アーチ状静脈）の間を抜ける抜け道のような血管なので、私は「抜け道血管」と呼ぶようにしています（左図参照）。

静脈にきれいな血液が流れることで静脈瘤が起こる

本来は足先の組織や細胞に流れるはずだった動脈のきれいな血液が、抜け道血管を通ってアーチ状静脈に流れると、どういう変化が起こるのでしょう。

まず、足先の指に流れる血液の量が減ってくるので、血流が低下する「虚《きょ》血《けつ》」という状態になります。血液があまり行き渡っていないので体温も下がり、いわゆる足先が冷たい症状を感じます。

足先がいつも冷えている「冷え症」

アーチ状静脈と動静脈瘻（抜け道血管）

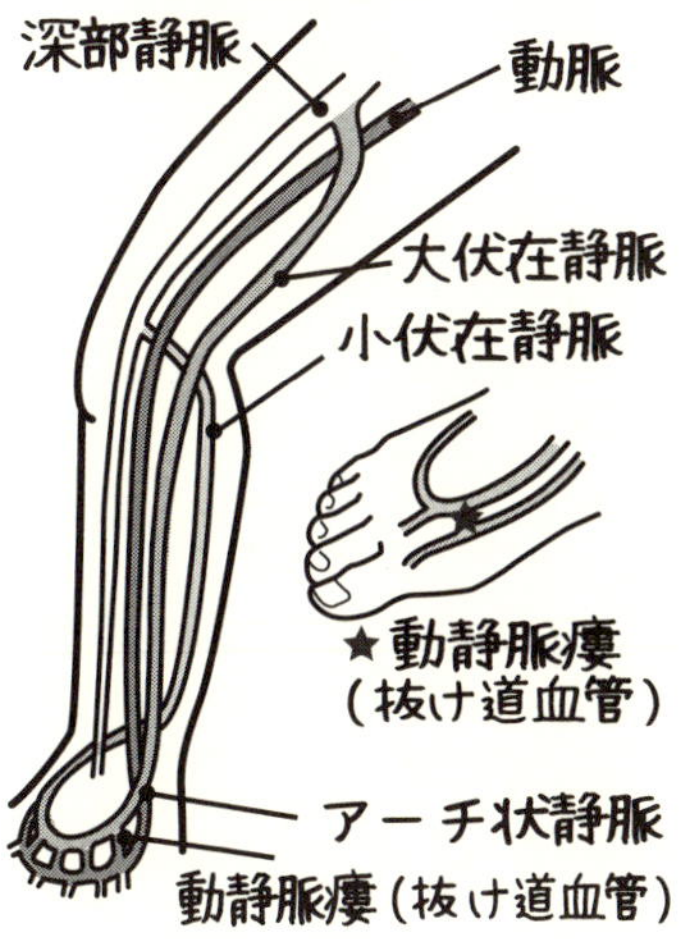

動静脈瘻（抜け道血管）が開くと……

静脈圧増加により、むくみ、だるさを生じ
将来静脈瘤になることもある

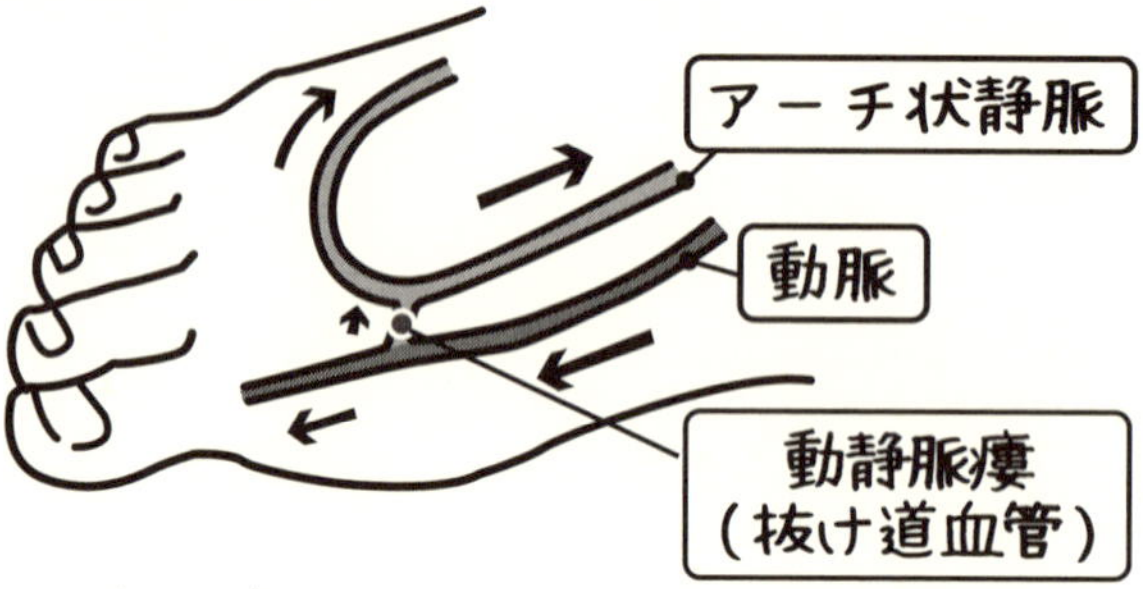

足指の虚血により冷えを生じる

は、抜け道血管がひとつの原因だったといえます（上図参照）。

アーチ状静脈はどうなっているのかというと、動脈の血液が流れ込み血流が増加します。急激に血管内の圧力も高まり、静脈内の血漿（リンパ液）と水分が一挙に血管の外にしみ出ることで、まさに、浮腫《ふしゅ》＝むくみが生じるのです。

また、こうしたむくみの状態になると、足全体がだるくなってきます。

冷え、むくみ、だるさが起こったあとには、動脈の血液がアーチ状静脈に流れ込んでくるため静脈はさらに拡大し、そこに血液がたまってきます。そうした後、静脈瘤を起こしやすい状態になっていきます。

しかも、さらに最悪なのは、アーチ状静脈は大伏在静脈と小伏在静脈が結合している部分なので、大・小伏在静脈の双方に血液を押し上げてしまい、どちらにも静脈瘤が起きるリスクを高めているわけです（左図参照）。

抜け道血管の存在がわかったことで、静脈瘤の原因である「上行説」がより信憑性を帯びてきました。

むしろ、逆流防止弁がおかしくなり血液が下に逆流することで起こる「下行説」よりも、抜け道血管があることで血液が下から押し上げられる「上行説」の方がさまざまな症状に対する説明がつきます。

たとえば、皮膚の色がわるくなる色素《しきそ》沈着《ちんちゃく》。これは抜け道血管で、動脈から血液が流れてしまうことで静脈の血管内の圧力が高まり、足先の組織や細胞から心臓に戻されるはずだったきたない血液

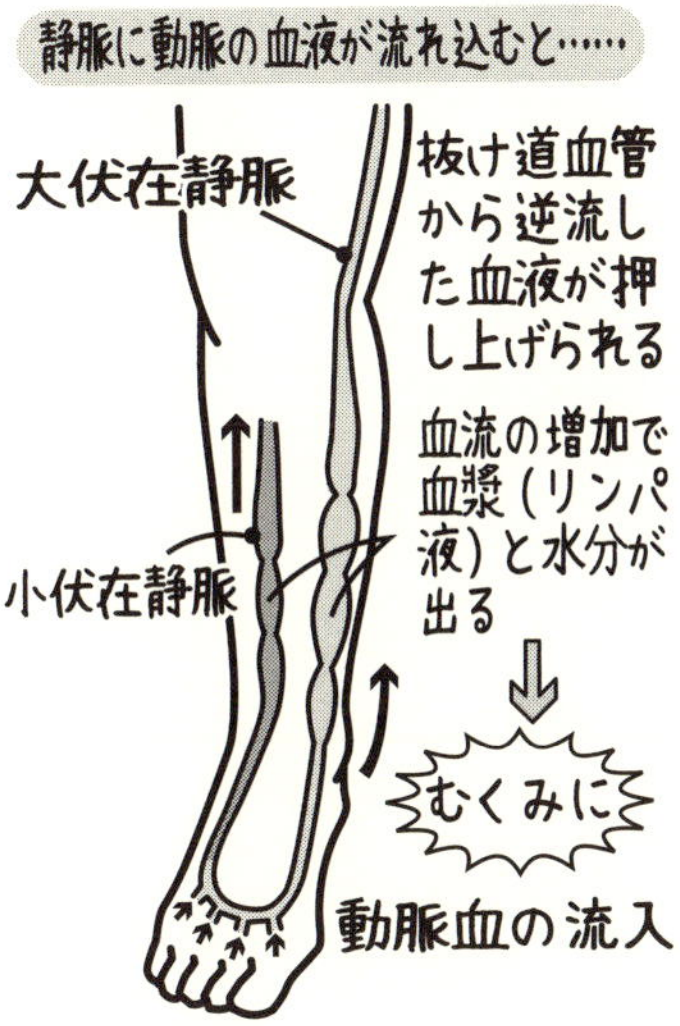
静脈に動脈の血液が流れ込むと……
大伏在静脈
抜け道血管から逆流した血液が押し上げられる
血流の増加で血漿（リンパ液）と水分が出る
むくみに
小伏在静脈
動脈血の流入

が、行く先をふさがれてたまることが原因です。この状態が続くと、足先の組織や細胞には栄養が行き渡らなくなり、皮膚の色がわるくなっていきます。このような場合、傷ができても治りづらくなってしまいます。

また、抜け道血管が原因で起こる静脈瘤では、血の塊である血栓が作られやすいこともわかってきました。血栓はいろいろ悪さをし、死に至る病気にもなるのです。

こう見ていくと、むくみ、だるさ、冷え、そして静脈瘤に色素沈着、血栓と足の厄介ごとのほとんどが「足の甲」から始まるといっても過言ではないでしょう。

カラダに異変が起こると「抜け道血管」が開く

動脈と静脈をつなぐ「抜け道血管」は足の甲だけでなく、カラダのいろいろなところにあると考えられています。そして、普段は閉じているが、なにか特別な異変や異常がカラダに起こると、開いて動脈の血液を静脈に流す。そうした特別な機能があると考えると、カラダのさまざまな反応が説明できるようになります。

たとえば、手の甲にも抜け道血管があります。

もし指を切断したときは切断部分から大量に血液を出血します。これはおそらく動脈の血液です。そのまま放っておくと大量出血となり、死に至ってしまいます。こうしたときには、カラダの防御反応が働き、なんとかしようとします。手の甲で抜け道血管が開き、指先に流れようとしていた動脈の血液を、指先に行く前に静脈に流して出血を抑えようとするのです。

脳に置き換えると、脳出血を起こした際におそらく抜け道血管が開き、出血量をなるべく少なくするように防御反応が起こっているはずです。

また、雪山の遭難事故で、凍傷が原因で手や足の指を失う痛ましい話を聞きますが、この凍傷が起こる原理も抜け道血管があることで説明がつきます。

寒冷地ではカラダはなるべく体温を保とうと、無駄な放熱を避けようとします。そんな場合、指先まで血液を流していると、どんどん熱を外に放出することになりますす。「もうこれ以上放熱を続けると低体温になって命が危ない」と、脳が判断して抜け道血管を開く指令を出すわけです。

すると、指先に行くはずの動脈の血液が途中で静脈に流れ込んできます。指先には血液が行っていないので、血流が低下する「虚血」となり、凍傷となって指を失うことにはなりますが、その分、放熱せずにすんだことで命が助かる。ヒトのカラダがもつ防御反応なのです。

抜け道血管が開くのには一定のルールがある

では、肝心の足の甲にあるアーチ状静脈の抜け道血管は、いつ開くのでしょうか。当クリニックの患者を診ていて、ある一定のパターンがあることに気づきました。まずは「温度」です。

気温が暖かくなると開くようで、季節も冬より夏です。エコーで検査すると夏時期に動脈から静脈への流れをよくとらえます。当クリニックの初診患者が気温の上昇とともに増えているのがそれを裏づけています。

また、冬でも入浴時や足湯をしているときなど、足を温めていると、動脈からの血液の流入量が増え、抜け道血管が開いているようです。あんかや電気毛布、コタツなどの使用時も同じ状態になります。

次に関係してくるのが「気圧」です。

気圧が低くなると抜け道血管が開きます。わかりやすい例としては、飛行機でしょう。飛行機に長時間乗っている際に、足がむくんで静脈瘤由来のエコノミークラス症候群になるのも、気圧が低くなり抜け道血管が開いてしまうからです。

重力の影響も受けるので、立っているときよりも横になって寝ている状態の方が、重力が下がって気圧が低くなり、抜け道血管が開きます。そのため、足がむくんだときに足を上にあげると楽になる気がしますが、実際は、より圧力が下がって抜け道血管はさらに開くので、むくみをむしろ悪化させることになります。

女性では「生理不順」や、ピルなどの「ホルモン薬」を常用していると開きやすいようで、「喫煙」や「血圧のクスリ」を飲んでいる人は男女とも、飲んでいない人よりも開きやすい傾向にあります。

このほか、年齢や体調、生活環境なども影響してくるようです。

なぜこのようなパターンで、足の甲の抜け道血管だけが突然開き、暴走しはじめるのか、その理由はよくわかっていません。大通りである血管が渋滞して流れが滞っているときには、抜け道を通らせることで、動脈の血流量を一定に保とうとしているのかもしれません。いずれにしても、ヒトのカラダは実にミステリアスです。

第5章

下肢静脈瘤になりにくいカラダづくり

足の甲テーピング

足にはいろいろな抜け道血管があります

これまで触れてきた内容を改めてまとめながら、下肢《かし》静脈瘤《じょうみゃくりゅう》になりにくいカラダづくりの話をしていくことにしましょう。

静脈瘤を発症させるのに、動脈と静脈がつながる「抜け道血管」が大きく関係していることは前章で説明しました。抜け道血管が開いて、動脈の血液が静脈に流れ込んでしまうために、足がむくみ、静脈瘤ができやすくなってしまうわけです。

ということは、静脈瘤になりにくいカラダをつくっていくためにはまず、その元凶の対策、抜け道血管を開かないようにすることが先決でしょう。

足の甲には、大伏在《だいふくざい》静脈と小伏在《しょうふくざい》静脈がつながっているアーチ状静脈があり、抜け道血管が足の指の間に左右4か所ずつあります（左図参照）。これがまず要注意で

足の甲の動静脈瘻（抜け道血管）

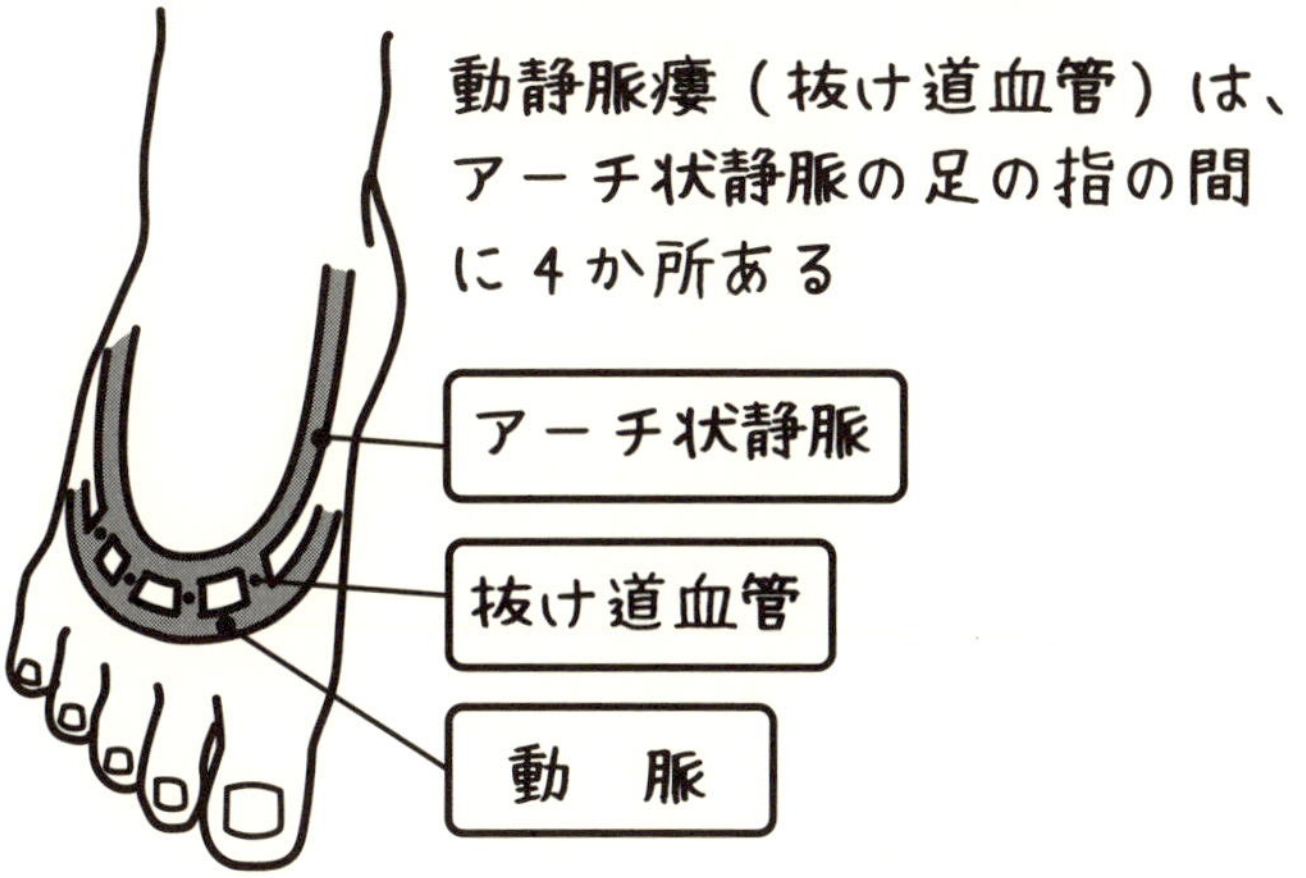
動静脈瘻（抜け道血管）は、
アーチ状静脈の足の指の間
に4か所ある
アーチ状静脈
抜け道血管
動　脈

す。また非常に稀《まれ》ですが、皮膚に近い部分を流れる皮静脈《ひじょうみゃく》にも抜け道血管ができることがあります。

そのほかにもうひとつ、抜け道血管があります。ちょうど足の甲の反対の足裏部分です。ここは中心部を流れる深部《しんぶ》静脈に流れる抜け道血管です。

アーチ状静脈や皮静脈への抜け道血管はリンパ水がしみ出す引き金になり、むくみや静脈瘤の原因となりますが、深部静脈は周囲が骨や筋肉に囲まれているため太くなることがなく、リンパ水がしみ出るといった悪さもあまりしません。

ただ、動脈から血液が流れてきますので血液がたまる鬱血《うっけつ》が起き、熱を持った

動静脈瘻（抜け道血管）が心臓にかける負担

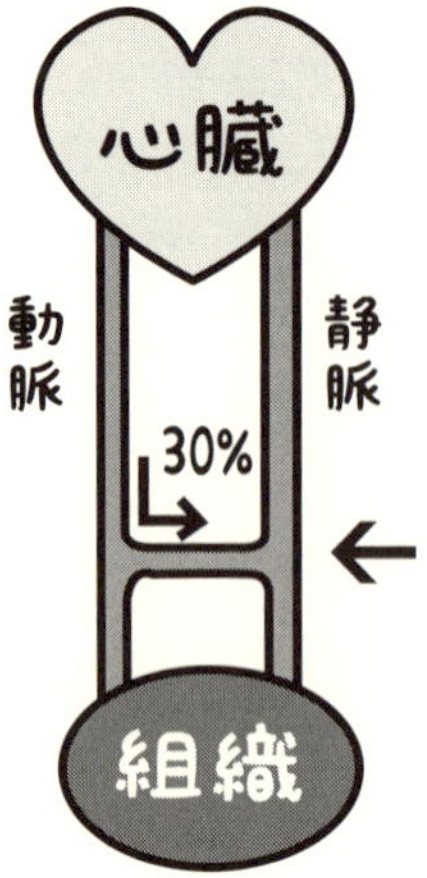

組織が 100％の血液を必要とするとき、
抜け道血管に 30％逃げてしまうなら、
100/0.7≒142
1.42 倍で心臓は働かなければ
血液が正常に循環せずにカラ回りし、
心臓に負担がかかって
将来心不全になることもある

りします。足の裏を指で押すと気持ちがよかったりするのはそのためです。これは深部静脈の鬱血が改善され、血液が流れることで気持ちよく感じるからです。

しかし、いくら悪さをしないとはいえ深部静脈への抜け道血管もそのままにしておくと、過度に動脈の血液が流れて心臓に負担をかけることになり、後々あまりよいことにはなりません（上図参照）。

自然療法は今一度、見直してみる必要がある

世の中には、足のむくみやだるさ、それに冷え症が治るといわれる治療法や民間療法がいろいろあり、みなさんの中で

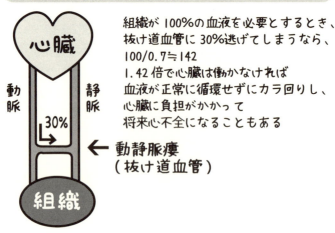

も試したり、実行したりする人もいるでしょう。それらを科学的に見ると、実はあまり効果がなかったり、逆に症状がわるい方に作用したりすることもあるので、しっかりと注意を払った方がよいでしょう。

特に、足の甲のアーチ状静脈の存在や抜け道血管のからくりがわかってくると、これまでの健康法の問題点がより鮮明に見えてきます。

たとえば、ふくらはぎ健康法です。

確かに、ふくらはぎの筋肉を使うことで筋肉ポンプの動きは活発になり、静脈の血液を心臓まで押し上げるのに効果的です。しかし、もんだりすることが健康につながるかというと、怪しいところです。

実は、ふくらはぎの筋肉の中にも抜け道血管があります。深部静脈に属するものなので、足のむくみを直接引き起こしている張本人ではありません。ただ、抜け道血管が暴走すると、筋肉枝《きんにくし》に動脈の血液が流れ込むことで鬱血が強くなり、ふくらはぎが張って熱を持ち、だるさや疲れを感じることがあります。抜け道血管が開いて動脈の血液が流れ込み、リンパ水がふくらはぎの筋肉の中にたまってしまうのでしょう。

だからといって、もむことや湿布で冷やすことはあまり効果的とはいえず、むしろ十分に水を飲んで静脈の流れをスムーズにし、同時に正座やあぐらをかくことをおススメします。

正座をすることで体重がふくらはぎにかかり、ぺちゃんこの状態になります。これで筋肉の中の抜け道血管も強制的に閉じることができ、ふくらはぎの鬱血もなくなって、だるさを解消できます。

もんだりするマッサージは局所的には気持ちよく感じてむくみやだるさが軽くなった気がします。けれど、静脈からしみ出たリンパ水がたまっている部分をむやみにマッサージすると、リンパ水が流れるリンパ管や筋肉、それに皮膚を損傷させてしまうことがあります。こうなると、皮膚そのものが傷んだり、よりリンパ水がたまりやすくなったりするので、逆効果です。

リンパ水は血管からしみ出たものですが、ときとしてアレルギーの原因になる場合もあります。これを「自家感作《じかかんさ》」といい、リンパ水が常にたまった状態が長く続くと皮膚が痒《かゆ》くなり、つい掻《か》きむしることで皮膚が変色したり、カサカサしたりします。

安易なマッサージには用心が必要です。

足全体を圧迫すると、むしろ悪影響が生まれる

「むくみをとって足を細くする」と人気を集める弾性ストッキングも、使用の際は注意が必要です。

弾性ストッキングは当たる部位すべてを圧迫してしまいます。足の甲では開いている抜け道血管を圧迫できれば、動脈からの流れを止めることになり、効果が見込めます。ところが、ほかの部位まで圧迫すると、むくみの原因であるたまっているリンパ水の流れをむしろ邪魔して、流れにくくしてしまう。なので、履いていることが結果的にはむくみの解消にはつながらなくなるわけです。

また、ストッキングが皮膚に当たることで、かぶれや水泡などのアレルギーを起こすこともあります。脱いだときに皮膚の痒みを感じたりするのはそのせいです。これもあまりよいとはいえません。

足は本来、日内変動《にちないへんどう》といって、生活をしていれば一日のうちに太くなったり、細くなったりと変動するものです。また、季節によっても太さは変わってきます。それな

のに、ストッキングで無理やり細くしようとすると、アレルギーの原因である「落屑《らくせつ》」となり、皮膚炎が起こりやすくなります。

わるいことに皮膚炎を起こしやすい状況になると皮膚は水分を分泌して保湿しようとしますが、ストッキングの着用はそうした水分を逆に吸い取って、皮膚をさらに乾燥させます。

そして、長く着用していると皮膚の表面がカサカサに乾燥し、痒くなってくるのです。これを繰り返していると、マッサージと同じで、皮膚のダメージを促すことになってしまいます。

足を上げると、さらにむくみやすい足になる

「足がむくんだら、足を上にして寝ると楽になる」

こうしたこともよく耳にしますが、抜け道血管のメカニズムで考えると、これも逆効果に作用しかねません。

確かに足を上にすると、たまった血液が流れていく気がします。実際、静脈内に停

滞した血液の流れが上から下へと速く流れるので、はじめは足が楽になります。

ところが、足を上にすることで血管内の圧力も下がるので、抜け道血管も同時に開いてしまいます。結果、動脈の血液がどんどん静脈に流れることになってしまい、そのままでいると次第に足の指が冷えるようになります。

しかも、上げている足を下ろした瞬間は抜け道血管がすぐに閉じないので、ものすごい流量の血液が流れ込むことになります。

こうなると、足は以前よりむくんでしまうわけで、「足を上げるとさらにむくむ」という話になるのです。

動脈を通って、心臓から組織や細胞に供給される血液中の水分の9割は、静脈を通って心臓に戻ります。残りの1割はどうなっているかというと、リンパ水となって静脈から血管の外にしみ出ているのです。

このリンパ水をしっかりと回収しないと、むくみは解消できません。ただし、リンパ水の流れる管であるリンパ管には吸い上げたり、押し上げたりする機能がほとんどありません。よって静脈内の血液の流れをよくし、リンパ水がスムーズにリンパ管を通って静脈に戻れるようにしなければなりません。

横になって寝たときにリンパ水が順調に流れている状態となるので、横になる状態を続ける、睡眠はリンパ管の流れでは大変重要となります。ここで足を上げてしまうと、せっかく減らそうとしたリンパ水を逆に増やすことになってしまうわけです。

また、足を上げて寝ることを長年続けていると、抜け道血管が成長し、動脈の血液が静脈に流れる「暴走」が断続的に起こり、多発するようになります。これでは逆に静脈瘤になりやすいカラダをつくっているようなものです。

足を上げることも、慎重にすべきでしょう。

抜け道血管を開かないようにすることが近道

これまでの話を振り返ると、静脈瘤になりにくいカラダづくりの第一歩は、足の甲にある抜け道血管を開かないようにすること。そして、開きそうな状態では強制的に閉じて血液の流入をなるべく防ぐこと。この二つが最善策といえます。

どういう方法が効果的なのか、当クリニックに来院する患者と相談しながら、これまでいろいろなことを試してきました。

毎回、病院に来なければできないような治療法は面倒です。なるべく自宅で手軽に、カンタンにできるものでなければなりません。それでいて、むくみやだるさ、冷えを効果的に解消できる方法はないだろうかと、いろいろ試行錯誤のうえ、ようやくたどり着いたのが、テープや包帯などを巻いて足の甲の抜け道血管を圧迫する「足の甲テーピング」です（P108参照）。

巻くものは、ドラッグストアなどにもある「弾性包帯（自着といって、裏面にのりがついていて、巻き付けたまま貼れるもの）が理想的ですが、サポーターやタオルなどでも構いません、きつく巻けて固定できるものが望ましいです。

きつく巻くことで、指先に血液が行かなくなる血行障害を心配するかもしれませんが、動脈は静脈に比べて壁が厚く、弾性力があります。足の甲ではいったん皮膚に近くなり、その先は内部に潜って骨に守られるので、テーピングをしたぐらいの圧迫では閉塞することはありません。

それでも不安という人は、ややきつく巻いて、すぐに歩いてみてください。足の関節や腱《けん》などへの圧迫が痛く感じる場合もあるので、しばらくして足先や指に痛みを感じなければ、問題ありません。

足の甲テーピングのやり方

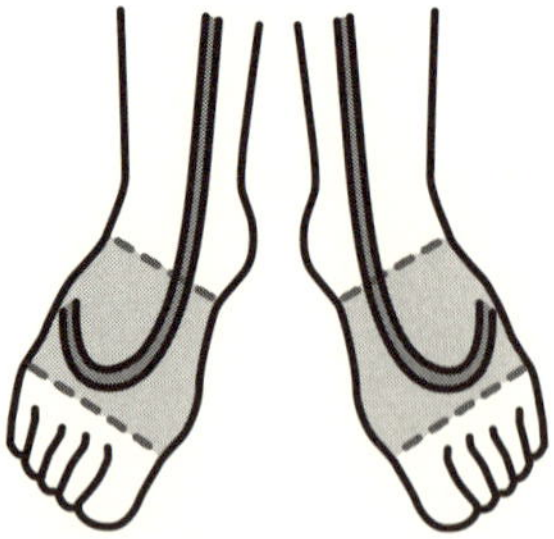

足の甲にあるアーチ状静脈を
圧迫し、アーチ状静脈に
つながる抜け道血管を閉じて
血液の流れをなくす。
あるいは少なくする。

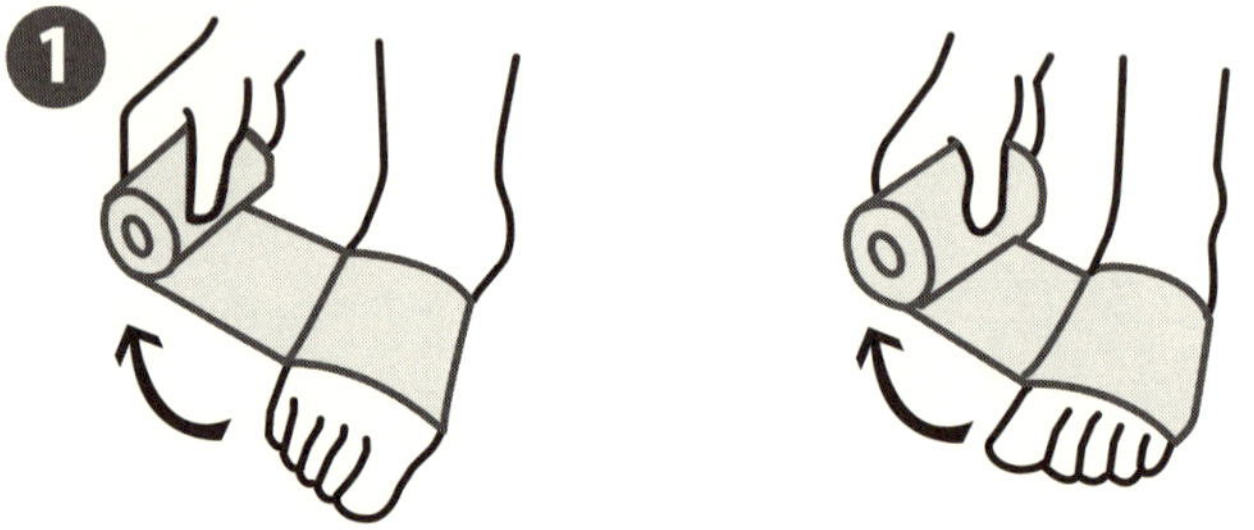

足指の付け根から幅5～7cmの部分に、弾性包帯を
3～4重にしてややきつめに巻く。

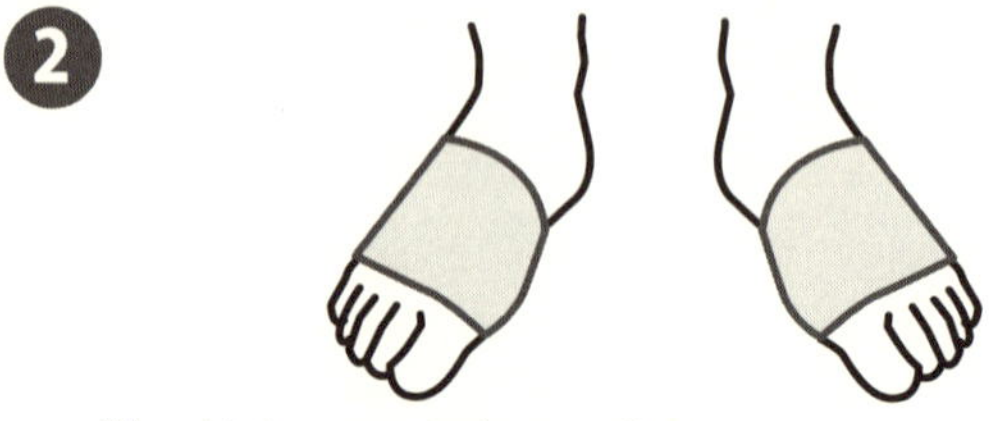

巻き終わったらすぐに歩いてみて、
足の関節や腱、足先や指に痛みがないか確認する。

足の甲テーピングとサーモグラフィー

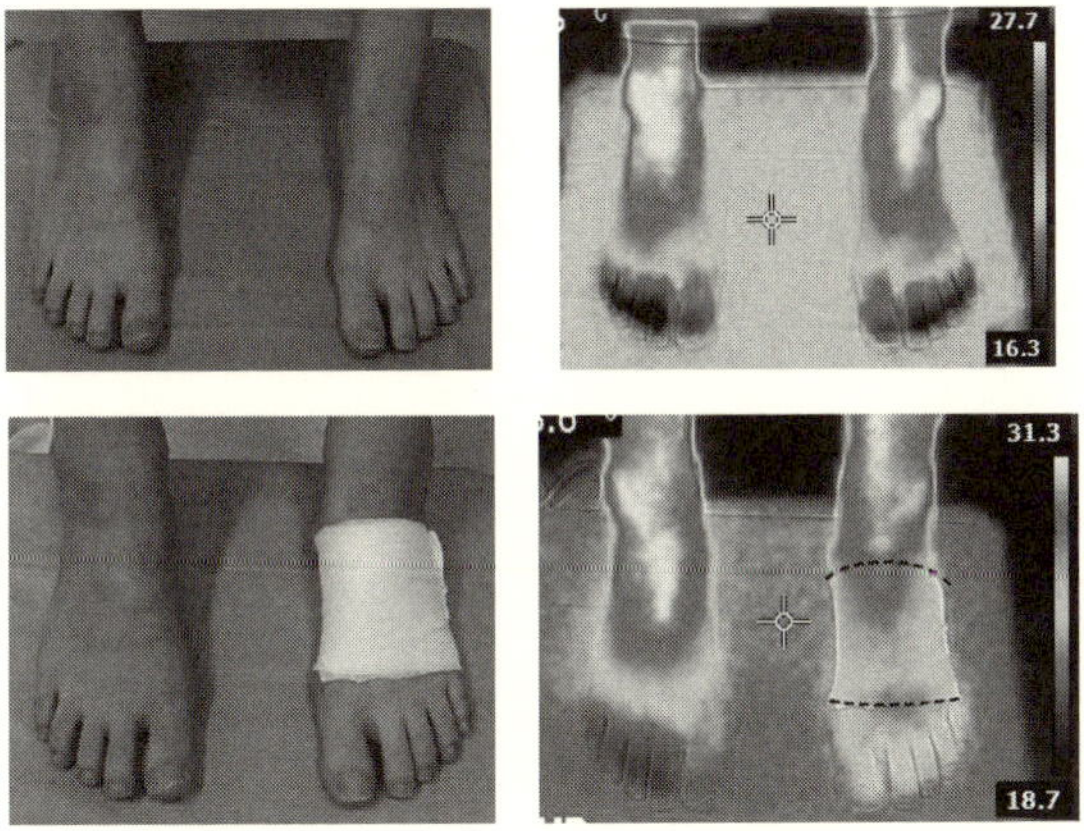

足の甲テーピングで、冷えは改善している

実際のところ、テーピングしたことで抜け道血管の流れは少なくなり、足先の血行は逆に増加しているはずです。巻く前と後を見比べてみると、足の指の色も違い、きれいになってくるでしょう。

カラダの温度を計るサーモグラフィー（上写真）で患者の足を見ると、テーピングする前は足先が冷えている状態を示す青色（濃いグレー）ですが、テーピングをして10分後に測定すると多くの人が黄色（薄いグレー）に変わっていました。これは足先に血液が流れ、温度が高くなったことを示しています。

足の甲テーピングをすすめた患者からは、「足のむくみが解消された」「以前より軽くなり、だるさや疲れもとれた」という声を多く聞いています。人によっては「いくらでも歩けそう」と感じたり、「足の裏が地に着いている感じがする」「足関節もよく動くようになった」と、答えたりする人もいました。

こうした臨床の結果、足の甲テーピングは静脈瘤予防に効果的と考えられるでしょう。

こんなときには「足の甲テーピング」をしてみよう！

足の甲テーピングはどういったときにすべきなのでしょうか？

まずは自分の足がむくんでいると感じているときです。巻いたまま一日過ごしても問題ありませんし、むくみが解消されるまで入浴時以外は巻いたままの状態にしておくのが効果的なケアとなるでしょう。

でも、もっと有効なのは、足がむくむ前に巻いておくこと。むくみそうな状況、いわゆる抜け道血管が開いて暴走しやすいときには、あらかじめテーピングをしておけば、予防につながります。

テーピングのタイミング

●夏場

気温が上昇すると抜け道血管が開く傾向にあります、春から夏にかけての時期は、足がむくんでいなくてもテーピングしておくことをおススメします。早め早めの対策が大切です。

●寒さが厳しいとき

スキー場など、冬場に寒冷地に行くと、足先に血液が行かなくなります。これは抜け道血管が開いている証拠。スキーなどのウインタースポーツをする際や野外で過ごす時間が長い場合は、テーピングをしましょう。

●飛行機やクルマでの長旅

気圧が下がると、抜け道血管は開きやすくなります。飛行機に乗るときは事前にテーピングをしてから乗り込むと安心です。また、クルマなどに長時間座っていると、ふくらはぎを使った静脈の押し上げ運動がほとんどできません。足に血液がたまりやすいので、ドライブの前にテーピングをしておきましょう。

●寝ているとき

抜け道血管は重力の影響も受けます。横になって寝ているときは足にかかる重力が軽くなるので、抜け道血管は開きやすくなります。寝る前にテーピングすることを習慣化すると、恒常的な予防となります。ただ、寝ているときは足の甲が動かないので、きつめのテーピングをすると締めつけで痛くなることがあります。睡眠時はやや緩めでよいでしょう。

●女性は生理中

ホルモンバランスも抜け道血管に影響します。特に生理中や生理不順、閉経時などにテーピングをすると、足のむくみがひどくならずにすむでしょう。

●立ち仕事やデスクワークが多いとき

立ったままであまり歩かない場合、ふくらはぎのポンプ機能がほとんど動かないため、足に血液がたまりやすい状態となります。また、イスに長時間座ったままでも、ふくらはぎを動かしていません。どちらもむくみやすい環境なので、テーピングをすること。加えて、定期的に足首を動かすエクササイズをすることもおススメします。

静脈瘤になりにくい生活

日常生活で心がける「カラダづくりの8か条」

足の甲テーピングで抜け道血管の暴走を予防することはある程度できますが、根本的な原因を根治しているわけではありません。常日頃から、抜け道血管が開かないような生活を心がけることが大切でしょう。

また、静脈瘤の発症は、さまざまなことが引き金となります。特に、生活習慣や食生活、暮らしぶりなどが強く影響する場合が見受けられます。静脈が常に健康的な状態を保てるように、今一度、自分の生活を見直してみるべきです。

そこで、その改善の目安となるチェックポイントをお伝えしましょう。

「静脈瘤になりにくい」カラダづくりの8か条

❶ 毎日、水をよく飲む

血管の中が脱水状態になると、濃い血液が細くなった静脈の中を流れることになるので、静脈瘤になるリスクが増えてきます。

常に水を多く摂ることで、循環する血液量は増え、血液もさらさらになります。すると、全身の血管は拡張して血液が流れるときの血管抵抗が減ります。血液が勢いよく流れると、心臓や腎臓が元気な状態であれば血管の周囲にあるリンパ水を血管内に呼び戻し、余分な水分はおしっことしてカラダの外に排出されます。こうなると、静脈瘤のリスクは各段に少なくなっていきます。

お茶やコーヒー、酒類などは利尿効果があって、結果的には血管内脱水が起こりやすくなるので、頻繁に飲む人は少しずつ量や回数を減らしながら代わりに水をよく飲む習慣をつけましょう。

❷ できるだけ歩く

足に血液をためないためには、とにかく歩くことです。歩くことによって足の関節が動き、ふくらはぎを収縮させます。ふくらはぎには静脈を押し上げる筋肉ポンプがあるので、それが活発に動くことにより、静脈の流れがよくなります。

静脈の流れが速く、スムーズであれば、血管まわりにたまったリンパ水を取り込んで運んでくれます。日常的にあまり歩くことがないとリンパ水はたまったままで、足はむくみ、静脈瘤にもなりやすくなります。

スピードはゆっくりで構わないので、できるだけ長い距離を歩くように心がけてください。

クルマや自転車によく乗っている人は頻度や距離を減らし、その分を歩くようにするとよいでしょう。

❸ ときどき正座をしてみる

正座は、することでふくらはぎに体重がかかってぺちゃんこになるだけでなく、足の甲にも圧力をかけています。これほど足のむくみと静脈瘤を防止する姿勢はありません。

正座を長時間するのは大変なことですが、テレビを観ているときや本を読んでいるときなど、少しずつ日々の生活で正座をする機会を増やし、「正座のある暮らし」を取り入れてみるように心がけましょう。

❹ 食事は塩分控えめ、野菜を多く食べるようにする

塩分を摂りすぎると、細胞にナトリウムが多く取り込まれます。ナトリウムの性質上、細胞内に水分をたくさん保持することになります。すると、細胞は膨れ上がり、巨大化した細胞によって血管が狭くなっていきます。

また、細胞が水分を多く取り込んでしまうので血管内は脱水し、血液が濃縮していきます。結果的には血管抵抗が高まって、リンパ水をより多くしみ出すことになり、足がむくみやすくなります。

塩分高めのファストフードやスナック菓子を年中食べている人は量を減らし、食事も塩分を控えるようにした方がよいでしょう。

そもそもファストフードやスナック類は高カロリーなものが多いため、日頃からよく食べていると肥満になりやすいのです。肥満は、腹部でリンパ管の流れをわるくし、足では脂肪が多くつくことでリンパ水をためる貯留器《ちょりゅうき》になってしまい、むくみを引き起こします。

その代わり、野菜を積極的に食べるようにすることです。野菜に含まれる繊維素をしっかり食べないと、便秘がちになり、大腸に宿便などが増えてきます。リンパ水は、腹部では後腹膜《こうふくまく》という組織を流れていますが、大腸のほとんどはこの後腹膜に位置しているため、宿便がたまることで大腸の動きがわるくなり、リンパ管の流れもわるくなります。

⑤タバコはやめる

喫煙をしていると動脈が収縮し、抜け道血管を拡張させます。動脈から静脈への血液の流れが、より暴走しやすい原因となります。また、タバコをよく吸っている人は足先の冷えがきつくなり、リンパ水も増えやすいでしょう。一日も早く、禁煙することが静脈瘤になりにくくするためにも必要です。

❻規則正しい食生活を心がける

夕食を遅い時間に食べると、血糖値の高い状態で睡眠をとることになり、脂肪がつきやすくなります。こうした脂肪にはリンパ水がたまりやすいので要注意です。血糖値は3時間から4時間で下がるので、そうした時間の余裕がもてるような食事リズムをつくっていくこと。また、くれぐれも寝る前には食べないようにしましょう。

❼足を温めることは慎重に

足が冷えたときに足湯などをして足を温めると、カラダ全体が温かくなって気持ちがよくなります。でもそれは足の甲を温めることにもなるので、抜け道血管が開き、さらに拡張させることにつながっていきます。

実際には足先に血が行かなくなってくるので、お湯の中で温かく感じていた足も、お湯から出した瞬間にすぐに冷えてしまうのです。足も当然、ぱんぱんにむくむようになります。

温泉やお風呂も同じです。温かいお湯は内臓を温めることになるので、決してわるいことではありませんが、こと足にとってはマイナスになりかねません。

また、電気毛布やホットカーペット、こたつ、あんかなども静脈瘤の原因を増やすことになります。そのうえ、こうした電気器具から発せられる電磁波も、皮膚にとってよくはないので、「足を温める」ことは慎重にならざるをえません。

❽ 生理中や月経不順、閉経に近づいている場合は、足の甲テーピングを常用する

ホルモンバランスがわるいと、抜け道血管が開きやすく、暴走しやすくなります。また、血圧、ぜんそく、ピル、ホルモン剤なども結果的には血管を拡張する作用があるので、同時に抜け道血管を拡張させてしまいます。こうした状態にある人、いつもそうしたクスリを飲んでいる人は、入浴時以外はいつもテーピングをして、ケアと予防に努めることをおススメします。

また、閉経してしまうと女性はひざが変形してくる人が多く、ひざが変形すると痛みから自由に歩けなくなるなど、正座も困難になります。このときもテーピングが効果的です。テーピングをして、足関節の運動に努めてください。

突然、治ったような症状になったときがキケン信号

「いつも冷たかった足先が最近、寝ていると熱くなり、布団からつい出してしまう」

「冷え症がいつの間にかなくなった」

患者からこういう症状を聞かされることがあります。

抜け道血管が開いて、本来足先に行くはずの動脈の血液量が少なくなることで足先が冷えていたところ、今度はしっかりと血液が行きだしたのかと錯覚しがちですが、足のトラブルは突然治ったように感じるときこそ、かえって危ない場合があります。

実は、抜け道血管を通る血液の量が多く、日常的になると状況が変わってきます。足先の二酸化炭素や老廃物を含んだきたない血液は、抜け道血管から流れ込む動脈のきれいな血液に行く手をふさがれて、足先にたまったままでいるのです。

きたない血液は皮膚の上から触ると熱く感じるものなので、たまっている量が増えれば、冷たかった足先が次第に熱くなるわけです。これは、むしろ足のむくみが相当に悪化し、静脈瘤を起こしやすいシグナルでもあるのです。

「足がつることが減ってきた」

これもかなり危険です。

静脈瘤になると、こむら返りが増えるという話には触れましたが、足にきたない血液がたまった状態が日常化すると、足は常に低酸素で低栄養の状態となり、リンパ水も大量にたまってしまいます。こうした状態が長く続くと、足の筋肉そのものが痩せ細って委縮して、こむら返り自体を起こせなくなってしまうわけです。

リンパ水は、末梢神経《まっしょうしんけい》を刺激して炎症を起こさせたりもします。こうなると感覚が鈍くなっていきます。本当はむくんでだるいはずなのに、だるいとは感じなくなる。だから、「足のだるさが解消された」と喜ぶのは大間違いです。

さらに、リンパ水はすべての組織を委縮させる厄介な働きもするため、長期間リンパ水がたまった足は、むくみがとれて細くなります。女性であれば「足が細くなった」と、喜びたくなるでしょうが、裏では病気が進行中という恐ろしい話なのです。

こうして足の組織が委縮してくると、さらに別の問題が起こってきます。委縮した組織から毒素が発生するのです。すると、カラダ全体に毒素が行き渡らないように、肝臓がガードしようと働きます。けれど、解毒にも限界があって、毒素の量が多ければ肝臓そのものが傷んできます。

また、低酸素・低栄養状態で、高二酸化炭素・老廃物過多な状況をそのまま続けていると、皮膚は厚く硬くなり、アレルギーを起こして痒くなる。こうなると、ひっかいたキズや蚊に刺された跡がなかなか治りづらくなり、ひどい場合は「潰瘍《かいよう》」という皮膚に穴があき、骨が見える状態になることもあるのです。

なにも治療をしていないのに、症状がよくなることなどまずないのです。

静脈瘤になっていたら、テーピングだけでは改善しない

これまでは静脈瘤の予防やケアについて話してきましたが、実際に静脈瘤ができてしまったら、いくらこまめに足の甲にテーピングをしても、状態を改善することはできないでしょう。また、急に状態がよくなったように感じたとしても、むしろ症状が悪化しはじめていることもあるのです。

静脈瘤であるなら、専門医による手術が必要になります。ぜひ一度、専門医に相談することをおススメします。

第６章

下肢静脈瘤の治療法

静脈瘤とヒトの長い闘い

100年前の手術がいまだに横行している

これまで静脈瘤《じょうみゃくりゅう》の予防やケアについてお話ししてきましたが、実際に静脈瘤ができてしまった場合は、家庭でのケアでは症状はよくなりません。積極的な手術が必要になります。そこで、どういった処置方法があるのかを簡単にお話ししましょう。

静脈は医学的に重要視されずに、これまでほとんどといっていいくらい研究がされてこなかったことは、これまでの章でも触れてきました。そのため、ちょっと耳を疑うような話ですが、100年前におこなわれていたまさにシーラカンスのような手術が、現在でも普通におこなわれているのです。

そもそもヒトが静脈瘤と対峙《たいじ》し、闘ってきた歴史はかなり長く、古くは古代ギリシア時代にまでさかのぼります。その時代に作られた石像などの足を見ると、ときたま

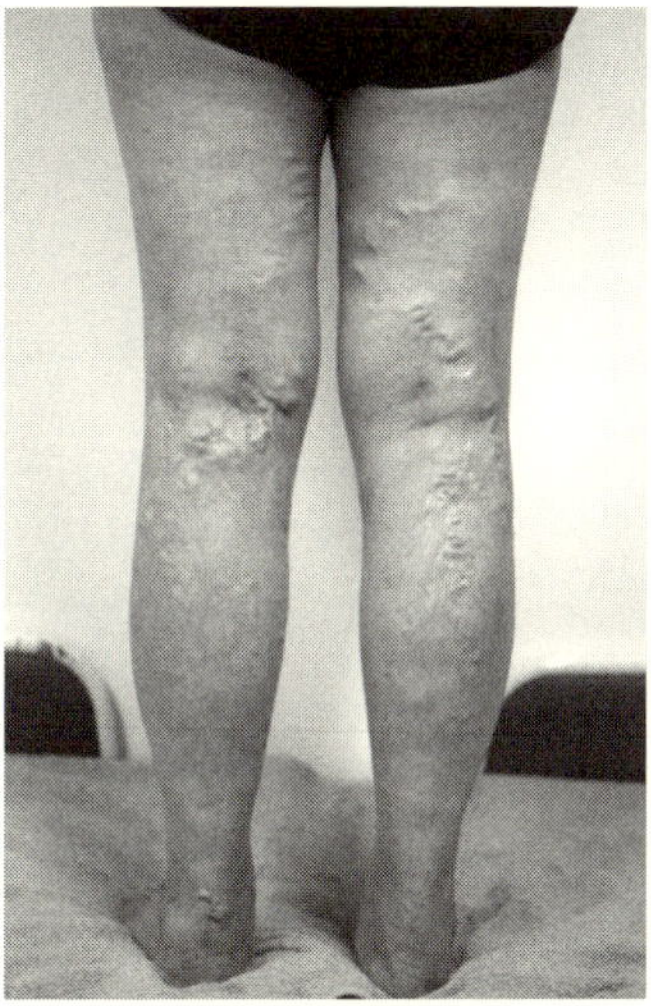

下肢静脈瘤

凸凹とした突起までが忠実に再現されています。おそらくギリシア人たちの中にも、静脈瘤に悩んでいた人がいたのではないかと思われます。

当時はこうした静脈瘤の処置法として一般的に「瀉血《しゃけつ》」という、血管にナイフをさして「わるい血液」を抜く手術が行われていたようです。

その後、およそ100年前に「ストリッピング（抜去術《ばっきょじゅつ》）」という手術が登場しました。先端に分銅がついているストリッパーと呼ばれるワイヤーを静脈瘤のある血管内に入れて、思いっきり引っ張って静脈を引き抜くというものです。

この手術では皮膚を切開しなければな

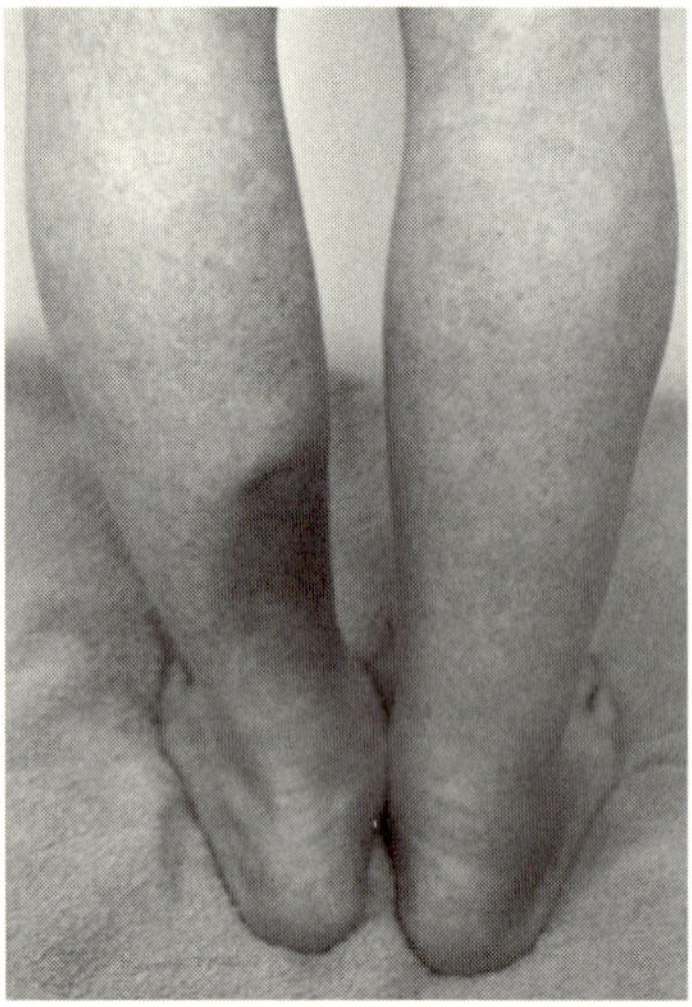

隠れ静脈瘤（うしろ）

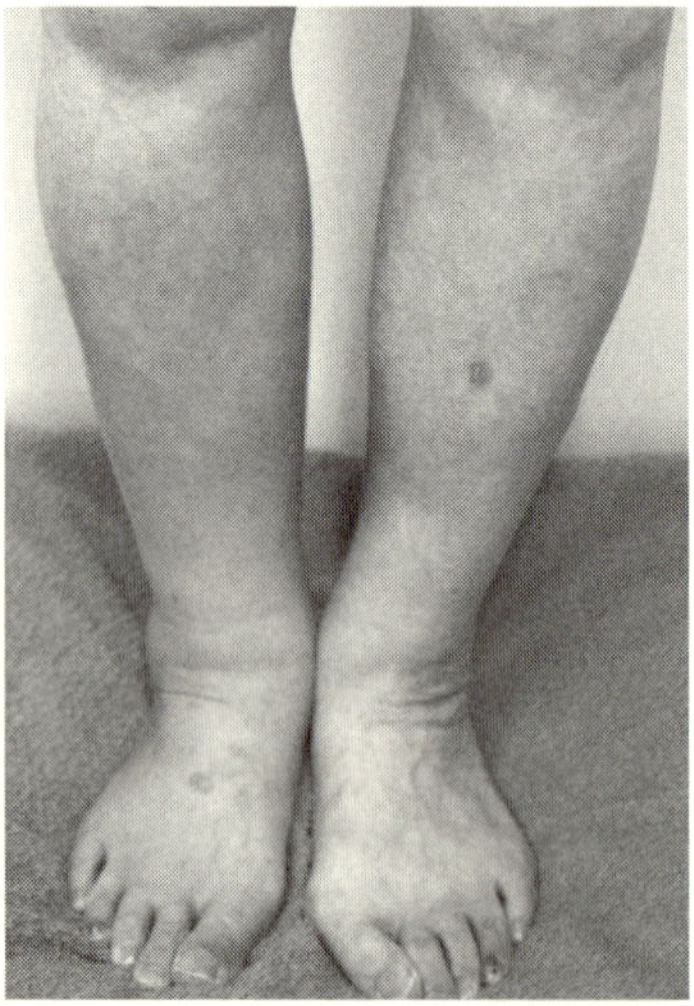

隠れ静脈瘤（まえ）

らず、しかも、2～3㎝の切開傷が片足に15～30か所もできてしまいます。また、片足だけで2～3週間の入院が必要となるのです。そして、血管と一緒に感覚神経も引き抜いてしまうので、術後麻酔から覚めると、もの凄い痛みと痺《しび》れをともないます。

そんな前近代的な手術ですが、手技としては簡単なことから、心臓血管外科医に成りたての新人が最初におこなう手術としても知られています。

1990年代後半になると、「切除術」という新たな手術法が開発されました。これは私も開発に関わっていたのですが、超音波検査（エコー）で瘤《こぶ》ができているわるい血管を見つけて、その部分だけを切って縛るものです。

この手術によって外来手術が可能となり、患者は入院する必要がなくなりました。皮膚の切開も1㎝程度と小さくなり、残る跡も5～10か所ですむようになったのです。

ただし、局所麻酔という針を刺す麻酔のため、痛みがあり、静脈瘤が再発するケースも多く、根治とはいえない状況になるのですが、現在でも静脈瘤の手術としておこなっている専門医は存在しています。

レーザー手術の登場で状況が一変する

2000年に入り、海外では「静脈内レーザー手術」が盛んにおこなわれるようになり、多くの症例が報告されていました。そこで私は、最先端の処置法を学ぶため、海外視察で現地の手術現場を訪問しました。

そこではどの患者も歩いて手術室に入り、小1時間程で手術が終わると痛がる様子もなく自宅へと戻る。これまでの静脈瘤の手術ではありえない状況に驚かされました。

さっそく日本に戻り、この手術法をぜひ日本でもおこないたいと、当時勤めていた関西の病院の倫理委員会に手術実施のための要望を提出しました。こうして２００４年8月から、他院に先駆けて静脈内レーザー手術を始めることとなったのです。

しかし、まだまだ課題は山積していました。

レーザーによる照射熱で多くの患者が激痛を訴えたのです。そこでレーザー手術開始の２年後から、アメリカで実施されていた「低濃度《ていのうど》大量《たいりょう》局所《きょくしょ》浸潤《しんじゅん》麻酔《ますい》」を試みるようになりました。これは通常の麻酔薬を10倍に薄め、静脈瘤の周囲に注射で打つ局所麻酔で、片足で２００～３００ccを注入するものです。

ところが、この局所麻酔がまた痛いのです。本来、手術の痛みを取るはずの麻酔がまずもって痛い、ということにかなり違和感を覚えました。

しかも、血管は外から刺激を受けると細くなる性質（れん縮）があり、太い静脈瘤でもエコーで見たときにわからなくなるというデメリットがありました。レーザーによって静脈がしっかり閉鎖できているかどうかも、局所麻酔によってわかりにくくなってしまったのです。

そこで、２００８年に京都で自分の病院を開院したときに導入したのが「静脈麻酔」でした。静脈内に麻酔薬を投与する全身麻酔となるので、患者が寝ている間に手術が行えるのです。これでようやく、術中や術後の痛みから患者を解放することができるようになりました。

そのうえ、麻酔の効果によって静脈が拡張することで、手術が容易に、しかも効率よくなりました。両足の手術が10～20分で終わるなど、手術時間を大幅に短縮でき、患者の負担がより軽くすむようになったのです。全身麻酔によって術中の血圧をしっかりコントロールでき、不整脈も対処できるようになりました。

当然、高度な麻酔なので麻酔医が必要ですし、看護師も２～３名、それに臨床検査技師と臨床工学技士を合わせた「チーム医療」が欠かせませんが、その分一人ひとりがこなす作業量は少なくなり、手術の安全性や簡便性も高まっています。

２０１１年からは一部の手術が保険適用となり、ようやく静脈にも世間の関心が集まりだした、という感じです。

ただし、保険適用の対象は大《だい》・小伏在《しょうふくざい》静脈のみです。すべての静脈を治療したい場合には、保険適用外となる自由診療になってしまいます。

短時間ですみ、カラダへの負担も少ない手術

現在、静脈瘤の手術として一般的なのは、低濃度麻酔をして片足ずつ0・6ミリの光ファイバーを大伏在静脈に入れ、1〜2時間かけてレーザー手術を行うものです。ただ、疼痛を長時間我慢しなければならず、患者にとっては辛い手術といえます。

そこで当クリニックでは短時間に終わり、もっともカラダに負担が少ない最先端の手術を行っています。

具体的にどういう処置を行うかというと、静脈瘤のサイズや形に合わせて0・2〜0・6ミリという極細の光ファイバーを静脈内に挿入して、光ファイバーの先端からダイオードレーザーを照射します。

照射する箇所は、抜け道血管が流入するアーチ状静脈やリンパ水がしみ出やすくなった静脈、またはすでに拡張して瘤状態になった静脈で、レーザーから出る100度の熱で閉鎖し、消失させます。

手術中は静脈麻酔なので患者は意識がなく、寝ている状態となり、当然痛みを感じ

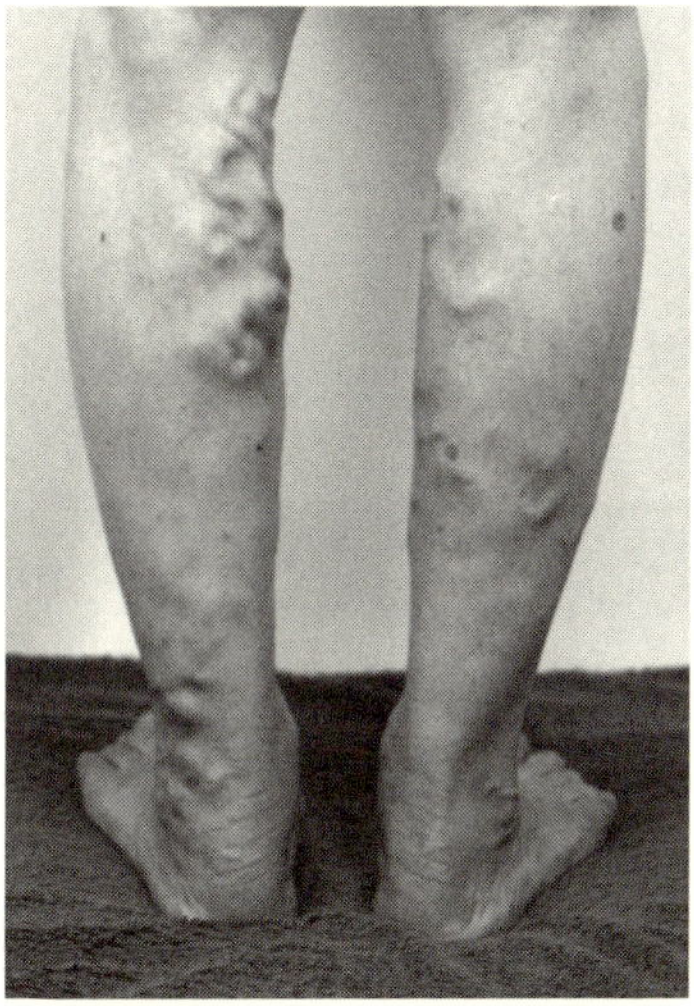

下肢静脈瘤　レーザー手術前

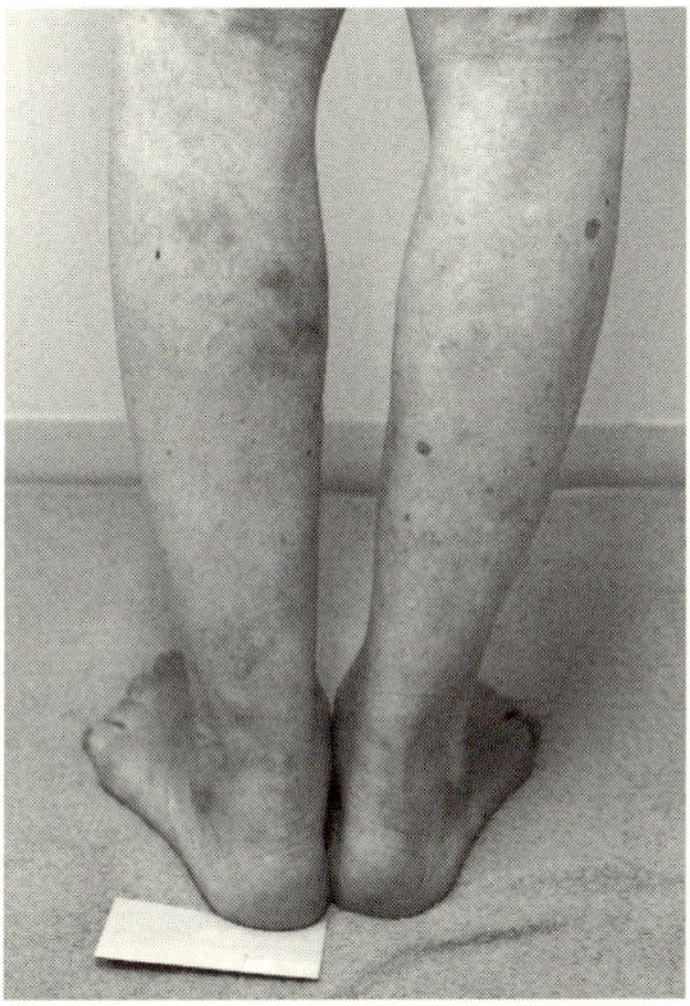

下肢静脈瘤　レーザー手術後

ません。両脚の治療は10～20分で終了するという短時間の手術も負担を軽くしています。皮膚には傷もできず、外来手術なので日帰りが基本となります。その日から運動や仕事もでき、ダイオードレーザーの性能上、術後の痛みが少ないのも特徴です。

　また、美容面だけでなく機能面の治療にも優れており、皮膚表面のボコボコはきれいになくなり、むくみやだるさも解消され、足は細くなります。そして、再発もあまり見られなくなりました。

おわりに——静脈瘤になりにくくなると、認知症になりにくくなる？

足のむくみ、そしてそれにつながる静脈瘤《じょうみゃくりゅう》はいわば、あなたのカラダが発している「声」みたいなものです。

今はたいして体調もわるくないかもしれませんが、今後、なにかトラブルになりそうな「予感」だったり、もしかすると自覚はないものの、すでにカラダのどこかでトラブルが始まっている「前兆」なのかもしれません。

そうした変化を、静脈瘤が必死に教えてくれているのです。

なので、しっかりと耳を傾けてください。その声に従って、自分のカラダのメンテナンスやケアを怠らないようにしていく。それこそが快適な毎日を楽しく過ごせる健康のバロメーターといえます。

逆に耳を傾けないと、どうなっていくでしょう。

カラダのわるい部分の症状は進んでいきます。足のむくみやだるさ、冷えも増悪して、静脈瘤がひどい状態になると皮膚に穴があいたり、骨が見えるようになったりと、歩くことすら困難になっていきます。

そして、寝たきりになると、とたんにリスクが高まるのが認知症です。高齢化とともに、誰でもそうなる可能性がある認知症も、寝たきりになることで発症するケースが非常に増えています。

ということは究極、静脈瘤になりにくくすることが、ひとつの認知症予防になるといえるかもしれません。

そもそも、静脈瘤を予防するには、本編で再三再四お伝えしたように、とにかく歩くことです。歩いてふくらはぎの筋肉をよく使い、静脈をスムーズに押し上げる。そうして血液の循環を常によくしてあげることで、静脈が静脈瘤になりにくいようにしてくれます。

逆に歩かなくなると、とたんに静脈の流れはわるくなります。足はむくみやすくなり、静脈瘤の因子も増えていきます。

いわば、静脈瘤になりにくい生活を実践していくことが、認知症になりにくい環境をつくっていくことにつながるのです。

まだまだナゾが多く、ミステリアスな静脈ですが、静脈瘤の治療を突破口にして、つぎつぎにいろいろなことがわかってきています。まだ道半ばのため、もっと研究が進むことにより、さらなる発見や解明もあることでしょう。

果てしない宇宙のような静脈の世界に入り込むことで、いったいどんなことがわかってくるのか、今後も大いに楽しみです。

サトウ血管外科クリニック院長　佐藤達朗

〈著者紹介〉

佐藤達朗（さとう・たつろう）

日本胸部外科学会認定医。日本外科学会認定医。日本心臓外科学会所属。日本血管外科学会等所属。1986年信州大学医学部を卒業後、神戸大学、京都大学の心臓血管外科などを経て武田病院グループにて心臓血管外科部長を務め、2008年に京都でサトウ血管外科クリニックを開院（http://www.sato-vsc.com/）。少しでも患者の痛みを軽減でき、再発率を下げられる方法を研究して独自の静脈内レーザー手術の治療法を開発。開院とともに実施したところ、口コミで広がって、現在は半年先まで予約が埋まっている。
著書に『足の甲を巻けばむくみは治る！』（自由国民社）がある。

下肢静脈瘤は自分で防ぐ！　こうして治す！

2016年10月19日　第1版第1刷発行

著　者　佐藤達朗
発行者　安藤 卓
発行所　株式会社PHP研究所
京都本部　〒601-8411　京都市南区西九条北ノ内町11
〔内容のお問い合わせは〕教育出版部 ☎075-681-8732
〔購入のお問い合わせは〕普及グループ ☎075-681-8818
印刷所　図書印刷株式会社

ISBN978-4-569-83344-6